Rahma SAID

Desregulação molecular no cancro da próstata

Rahma SAID

Desregulação molecular no cancro da próstata

Explorar as alterações moleculares que contribuem para o desenvolvimento do cancro da próstata

ScienciaScripts

Imprint

Any brand names and product names mentioned in this book are subject to trademark, brand or patent protection and are trademarks or registered trademarks of their respective holders. The use of brand names, product names, common names, trade names, product descriptions etc. even without a particular marking in this work is in no way to be construed to mean that such names may be regarded as unrestricted in respect of trademark and brand protection legislation and could thus be used by anyone.

Cover image: www.ingimage.com

This book is a translation from the original published under ISBN 978-620-6-70198-9.

Publisher:
Sciencia Scripts
is a trademark of
Dodo Books Indian Ocean Ltd. and OmniScriptum S.R.L publishing group

120 High Road, East Finchley, London, N2 9ED, United Kingdom
Str. Armeneasca 28/1, office 1, Chisinau MD-2012, Republic of Moldova, Europe
Printed at: see last page
ISBN: 978-620-7-66446-7

Conteúdo

Introdução

O cancro é um importante problema de saúde pública, representando a segunda principal causa de morte a nível mundial. Devido ao seu impacto na saúde humana, o cancro tem sido objeto de intensa investigação desde há muitos anos. Trata-se de uma doença multifatorial, que envolve factores genéticos e ambientais. O cancro da próstata é um cancro dos idosos, raramente surgindo antes dos 50 anos. É o segundo cancro mais comum nos homens em todo o mundo, depois do cancro do pulmão (Bray, Ferlay et al. 2018). Na Tunísia, é o terceiro cancro mais comum nos homens com idades compreendidas entre os 45 e os 85 anos, com uma incidência de 806 novos casos/ano (10,7%) (Bray, Ferlay et al. 2018). Este cancro caracteriza-se por um desenvolvimento lento, uma disseminação limitada e um diagnóstico fácil baseado em vários exames, como o exame rectal digital, o teste do Antigénio Específico da Próstata (PSA) e as biópsias da próstata. O seu prognóstico depende da idade, das doenças associadas (comorbilidades), do estádio clínico, do grau ou pontuação de Gleason e do nível de PSA.

Para além dos factores de risco hormonais, ambientais e genéticos, o aparecimento, o desenvolvimento e a disseminação dos tumores da próstata são processos em várias etapas regulados por numerosas alterações genéticas e epigenéticas somáticas, cujos segredos moleculares são revelados pelos pequenos mas poderosos actores que são os microRNAs (miRs).

Este trabalho divide-se em duas partes distintas. A primeira centra-se na análise dos perfis de expressão do gene Zeb-1 em doentes comparados com um grupo de controlo de indivíduos saudáveis, utilizando RT-qPCR. O objetivo é identificar qualquer correlação entre os níveis de expressão deste gene e os parâmetros clínico-patológicos e epidemiológicos dos doentes, com vista a avaliar o valor prognóstico do gene. Na segunda parte, o objetivo é encontrar explicações para a desregulação da expressão do gene Zeb-1, se for caso disso, através da exploração de mecanismos epigenéticos. Esta investigação envolve a quantificação da expressão de três microRNAs (mir-548ac, mir-96-5p e mir-101-1) através de transcrição reversa e PCR quantitativa (RT-qPCR), tendo este último sido previamente identificado como potencialmente alvo do Zeb-1 após um estudo in silico. Uma dimensão adicional desta área de investigação diz respeito à associação dos perfis de expressão de todos os marcadores com os parâmetros clínico-patológicos dos doentes.

Revisão bibliográfica

A. Cancro de cancro : Aspectos epidemiológicos, clínicos clínicos e fisiopatológicos

I. Estrutura, função e histologia da próstata
I.1. Estrutura da próstata

[3]A próstata é uma pequena glândula do trato genital masculino, com 20 cm de volume em homens normais. Está localizada abaixo da bexiga, antes do reto e à volta da parte inicial da uretra que transporta a urina e o sémen para o exterior (Figura 1) (Lee, Akin-Olugbade et al. 2011). Esta glândula em forma de castanha contém vários tipos de células: as células fibrosas que mantêm a sua estrutura glandular; as células musculares que regulam o fluxo de esperma e urina; e as células glandulares que segregam os fluidos a serem ejaculados. Além disso, é constituída por dois lóbulos e rodeada pelos músculos responsáveis pela ejaculação e pela micção, pelos feixes nervosos situados de cada lado da próstata para controlar a função erétil, pelos diferentes ductos para transportar os espermatozóides do testículo para as vesículas seminais e pelas vesículas seminais situadas em cada lóbulo que produzem espermatozóides (Lee, Akin-Olugbade et al. 2011, Toivanen e Shen 2017). Além disso, a próstata pode ser subdividida em diferentes partes:

- A zona periférica, que é a maior parte da próstata, palpável por exame rectal digital (DRE). O cancro da próstata é diagnosticado nesta zona.
- A zona de transição, que rodeia alguns centímetros da uretra. O volume desta zona aumenta com a idade e é onde se desenvolve a hiperplasia benigna da próstata (HBP).
- A zona central, que se situa atrás da zona de transição e rodeia os canais

ejaculatórios que ligam as vesículas seminais à uretra prostática. Muito poucos cancros da próstata têm origem nesta zona.

- O estroma fibromuscular, constituído por fibras musculares e tecido conjuntivo fibroso. Trata-se de um espessamento do vértice que envolve a próstata. Esta zona não contém glândulas, pelo que o cancro da próstata não se desenvolve nela (McNeal 1981, McNeal 1988) (Figura 2).

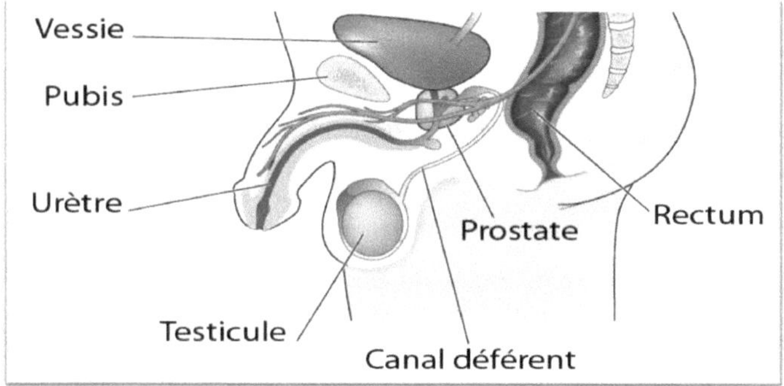

Figura 1 Estrutura da próstata

(http://www.centre-europeen-prostate-paris.com/anatomie-physiologie-prostate.html)

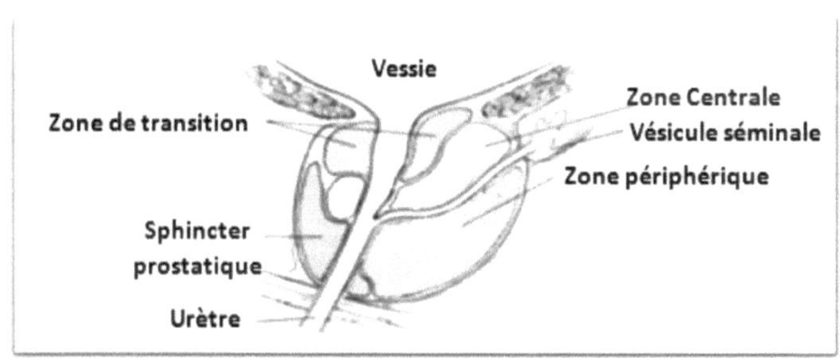

Figura 2: Anatomia da próstata masculina

(Toivanen e Shen 2017)

I.2. Papel da próstata

O papel da próstata é segregar um líquido rico em enzimas, proteínas e minerais para proteger e nutrir os espermatozóides. Após a excitação sexual, a próstata empurra este fluido através de condutas para a uretra, onde se mistura com os espermatozóides e outros fluidos antes da ejaculação. Esta função é regulada por hormonas como a testosterona e outras segregadas pelas glândulas supra-renais e pela glândula pituitária (McNeal 1981, McNeal 1988).

II. Características clínicas e anatomopatológicas dos tumores da próstata

Os tumores da próstata podem ser benignos ou malignos. Os tumores benignos não podem espalhar-se pelo corpo ou ameaçar a vida do doente e são conhecidos como hiperplasia benigna da próstata, enquanto os tumores malignos são cancros que ameaçam a vida do doente.

II.1. Hiperplasia benigna da próstata (BPH)

A hiperplasia nodular ou hipertrofia da próstata é definida como um aumento do número e do tamanho das glândulas periuretrais e do seu tecido de suporte. O aumento do volume e do peso (30 a 60 g) da próstata forma nódulos e cria uma obstrução urinária. Esta patologia é um processo benigno da próstata e não constitui uma lesão pré-cancerosa. Microscopicamente, a hiperplasia pode envolver o contingente fibromuscular liso (hiperplasia fibroleiomiomatosa) ou apenas o contingente glandular (hiperplasia adenomatosa) ou, frequentemente, ambos os contingentes (hiperplasia adenomatosa ou músculo-glandular). As glândulas são sempre delimitadas por um leito celular duplo semelhante ao de uma próstata normal (Briganti, Capitanio et al. 2009, Barry, Fowler et al. 2017).

II.2. Cancro da próstata
II.2.1. Definição

O cancro da próstata (CaP) é a multiplicação descontrolada de células anormais "mutantes" da próstata. Em 95% dos casos, trata-se de um adenocarcinoma, que se desenvolve a partir dos ácinos glandulares (Ludden e Jensen 1954). Os adenocarcinomas são focos carcinomatosos multifocais, muitas vezes indetectáveis macroscopicamente, aparecendo por vezes nódulos brancos na parte posterior da próstata. No entanto, existem outras formas de tumores que se desenvolvem a partir de células epiteliais, como o carcinoma intraductal, o adenocarcinoma ductal, o carcinoma urotelial, o carcinoma mucinoso, os tumores neuroendócrinos e os sarcomas (Hall, Nielsen et al. 1976, Vrubel, Mraz et al. 1979.

II.2.2. Epidemiologia

O cancro da próstata é o tumor maligno mais comum nos países desenvolvidos, situando-se entre os cinco principais cancros diagnosticados nos homens, com uma incidência de 1,3 milhões de novos casos/ano em todo o mundo (13,5%) (Figura 3) (New Global Cancer Data: GLOBOCAN 201) (Siegel, Miller et al. 2017). A nível mundial, está entre as cinco principais causas de mortalidade por cancro nos homens (6,7% da mortalidade total por cancro) (Figura 3) (New Global Cancer Data: GLOBOCAN 2018) (Siegel, Miller et al. 2017). Na Tunísia, é o terceiro cancro mais comum nos homens com idades compreendidas entre os 45 e os 85 anos, com uma incidência de 806 novos casos/ano (10,7%) (New Global Cancer Data: GLOBOCAN 2018) (Figura 4). No entanto, a taxa de mortalidade por este cancro em homens com mais de 45 anos é estimada em 420 casos/ano (7,4% da mortalidade total por cancro) (New Global Cancer Data: GLOBOCAN 2018) (Figura 5).

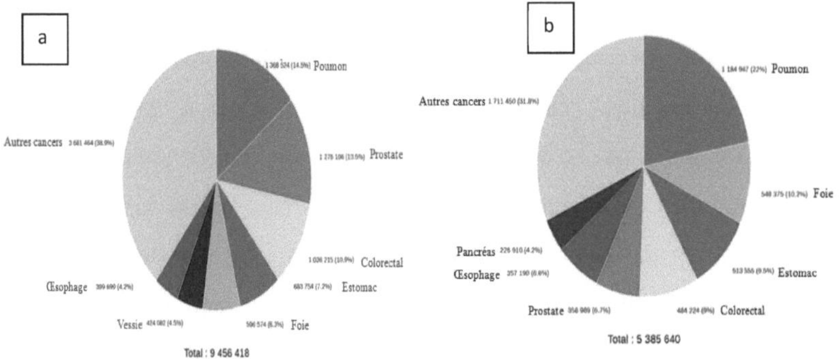

Figura 3: Taxas mundiais de incidência (a) e de mortalidade (b) do cancro da próstata nos homens (New Global Cancer Data: GLOBOCAN 2018

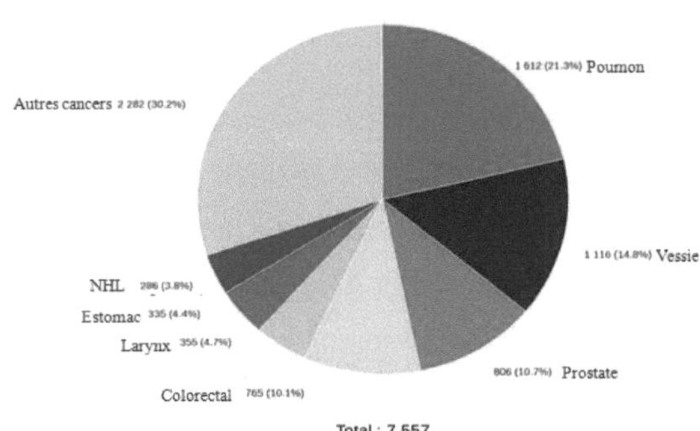

Figura 4: Taxas de incidência na Tunísia para homens com 45 anos ou mais (New Global Cancer Data: GLOBOCAN 2018)

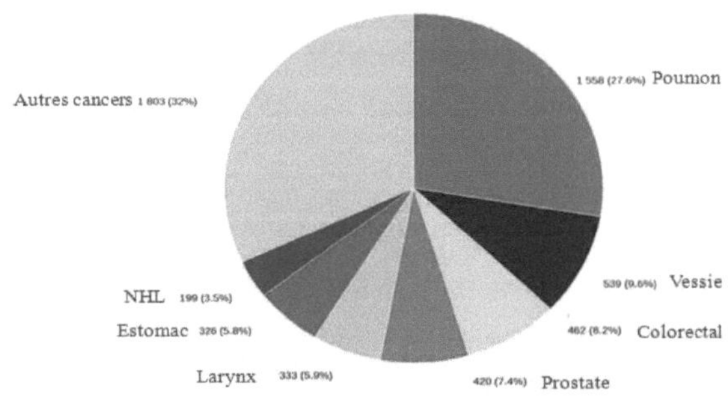

Figura 5: Taxa de mortalidade por cancro da próstata nos homens tunisinos com mais de 45 anos (New Global Cancer Data: GLOBOCAN 2018)

Os doentes com cancro da próstata são assintomáticos nas fases iniciais, uma vez que o cancro normalmente cresce lentamente e/ou pode apresentar sintomas semelhantes aos da HBP avançada ou metastática. Os sinais mais reveladores dos tumores malignos da próstata são os distúrbios urinários, como disúria, polaciúria, retenção urinária e ardor ou dor ao urinar. Para além destes sinais, outros sinais podem sugerir esta patologia, como a hematúria, a hemospermia e a diserecção (Fournier, Valeri et al. 2004, Castillejos-Molina e Gabilondo-Navarro 2016). Em fases avançadas, os doentes com cancro da próstata podem sentir dores ósseas na pélvis, na coluna dorsolombar ou nas costelas, nas ancas e na parte superior das coxas (Norgaard, Jensen et al. 2010).

II.2.4. Diagnóstico

O diagnóstico de cancro da próstata pode ser confirmado por vários testes:

- **Exame rectal:** consiste em palpar a glândula com um dedo através do reto, permitindo ao médico sentir o tamanho e a consistência da próstata e detetar quaisquer anomalias que possam ser detectadas pelo toque (irregularidades, dureza de uma zona, aumento de tamanho).

- **Teste do Antigénio Específico da Próstata (PSA):** Este teste tem sido o segundo teste de rastreio mais comum para o cancro da próstata desde a década de 1980. O PSA é uma proteína sintetizada pela próstata e normalmente encontrada em pequenas quantidades no sangue para liquefazer o esperma após a ejaculação. A concentração desta substância é medida em nanogramas por mililitro (ng/ml). Se o nível de PSA for superior ao valor habitual (4 ng/ml), isso indica a presença de anomalias na próstata, incluindo cancro, hiperplasia benigna da próstata ou inflamação (prostatite). O valor de PSA pode aumentar temporariamente após a ejaculação ou uma intervenção cirúrgica. Até à data, o PSA é o principal marcador para o diagnóstico precoce do cancro da próstata em todo o mundo. O teste também pode ser utilizado para monitorizar a eficácia de um determinado tratamento do cancro da próstata.

- **Biópsias da próstata:** Este exame é efectuado com uma sonda de ultra-sons e sob anestesia local. O urologista retira, por via transrectal, pelo menos 12 fragmentos de tecido prostático de diferentes partes da glândula. Estas biópsias são depois examinadas pelo anatomopatologista para confirmar a presença de cancro da próstata, especificar a agressividade das células cancerosas de acordo com a pontuação de Gleason, avaliar o número de biópsias positivas, descrever as características do tecido saudável e detetar a passagem de células cancerosas para além da cápsula prostática (Keto e Freedland 2011, Rozet, Hennequin et al. 2016).

II.2.5. Classificação e avaliação da extensão

O estádio do tumor, o prognóstico e as indicações de tratamento podem ser determinados com base numa avaliação da extensão. Esta é avaliada através do exame rectal digital, do PSA, de biópsias da próstata e de exames imagiológicos. A classificação TNM (Tumor, Nódulo ou gânglio linfático, Metástase) do cancro da próstata será sistematicamente estabelecida.

II.2.5.1. PSA

O adenocarcinoma da próstata é detectado se o nível de PSA estiver acima do valor sérico normal de 4 ng/ml ou se houver um aumento sucessivo do valor de PSA. Se o valor se situar entre 4 e 10 ng/ml, é estabelecido o rácio PSA livre/PSA total. No cancro da próstata, a fração de

PSA livre é menor do que na hiperplasia benigna da próstata. Por conseguinte, esta relação é superior a 20% na HBP e inferior a 10% na prostatite ou no cancro da próstata. No estádio avançado ou metastático, o nível de PSA é geralmente superior ou igual a 100 ng/ml (Rozet, Hennequin et al. 2016).

II.2.5.2. Toque rectal

O exame rectal digital pode ajudar o urologista a avaliar e a classificar a doença. Um DRE suspeito está associado a um estádio avançado do tumor e seria um sinal para efetuar biópsias da próstata, independentemente do valor de PSA (Rozet, Hennequin et al. 2016).

II.2.5.3. Pontuação de Gleason

Esta pontuação, definida por Gleason em 1966, é um sistema de classificação do cancro da próstata. Trata-se de uma pontuação histopronóstica que especifica o grau de diferenciação glandular e os modos de infiltração do cancro no tecido prostático não tumoral. A pontuação tem 5 graus que variam de 1 a 5 (Figura 6). Dado que o adenocarcinoma é frequentemente heterogéneo e compreende mais do que um grau, esta pontuação é obtida somando os dois graus do tumor (de 2 a 10). A observação de um único grau duplica a pontuação, por exemplo, pontuação de Gleason=6 (3+3). Aproximadamente todos os cancros da próstata atualmente diagnosticados têm uma pontuação mínima de Gleason de 6, o que corresponde a um cancro muito bem diferenciado com um bom prognóstico. Consequentemente, existe uma forte correlação entre a pontuação de Gleason e o prognóstico deste cancro (quanto mais elevada for a pontuação de Gleason, mais agressivo é o cancro e pior é o prognóstico). A pontuação de Gleason depende da soma dos graus maioritário e minoritário:

- **Grau 3**: As glândulas estão separadas e bem formadas, variando de tamanho.

- **Grau 4:** As glândulas estão fundidas ou mal separadas, ou o foco infiltrativo de massas cribriformes.

- **Grau 5:** Ausência de forma glandular, foco infiltrativo de placas de células independentes, massas centradas de necrose (comedocarcinoma).

II.2.5.4. Grau ISUP

O grau da ISUP (Sociedade Internacional de Patologia Urológica) é semelhante à pontuação de Gleason e representa um novo sistema de "classificação" mais preciso, dividido em 5 grupos de prognóstico (Tabela 1) (Rozet, Hennequin et al. 2016).

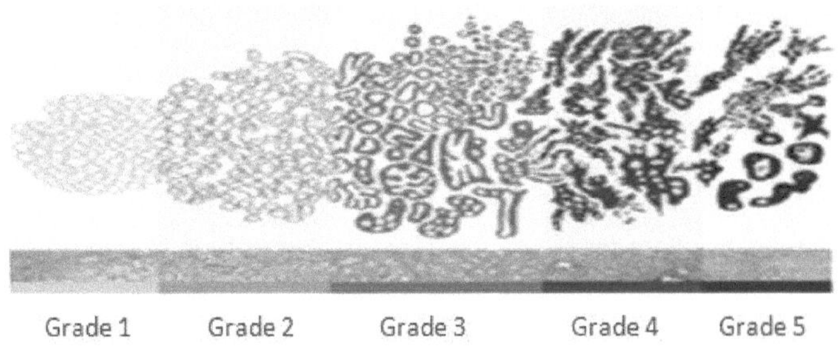

Figura 6: Diferenciação da glândula prostática

(https://www.livres-medicaux.com/pathologie-des-voies-urinaires-excretrices.html)

Os graus 1 e 2 mostram glândulas muito bem separadas e modeladas do mesmo tamanho e não estão incluídos na classificação, o grau 3 mostra glândulas bem separadas e modeladas de tamanhos diferentes, o grau 4 em que as glândulas estão mal separadas ou fundidas, o grau 5 em que a forma glandular está ausente e o foco está infiltrado por folhas de células independentes.

Quadro 1: Pontuação de Gleason e grau ISUP para o cancro da próstata (Rozet, Hennequin et al. 2016)

Pontuação de Gleason	*Grau ISUP*
6 (3+3)	Grau 1
7 (3+4)	Grau 2
7 (4+3)	Grau 3
8 (4+4) e 8 (5+3)	Grau 4
9 e 10	Grau 5

II.2.5.5. Classificação TNM
a. Classificação clínica TNM (2010)

A classificação TNM do cancro da próstata definida pela sétima edição da classificação de tumores malignos de 2009 é apresentada no quadro 2 (Rozet, Hennequin et al. 2016).

Quadro 2: Classificação TNM do cancro da próstata (Rozet, Hennequin et al. 2016)

T: Tumor primário	N: Nó ou gânglio linfático

T0: tumor primário não encontrado
T1: tumor não palpável ao exame rectal nem visível por imagiologia
    T1a: tumor que ocupa menos de 5% do tecido ressecado com uma pontuação de Gleason < 7 ou ausência de graus 4 ou 5
    T1b: tumor que ocupa mais de 5% do tecido ressecado ou uma pontuação de Gleason ≥ 7 ou presença de grau 4 ou 5
    T1c: tumor descoberto na biopsia da próstata devido a um valor elevado de PSA
T2: tumor confinado à próstata
    T2a: tumor que afecta metade de um lóbulo ou menos
	Nx: Gânglios linfáticos regionais não avaliados
	
	N0: Sem metástases nos gânglios linfáticos regionais
	
	N1: Envolvimento de gânglios linfáticos regionais
	N1mi: metástases em gânglios linfáticos ≤ 0,2 cm (opcional)

T2b: tumor que afecta mais de metade de um lobo, mas não ambos os lobos
    T2c: tumor que atinge ambos os lobos T3: extensão para além da glândula prostática
    T3a: extensão extra-prostática uni ou bilateral
    T3b: extensão para as vesículas seminais uni ou bilateralmente
T4: tumor ligado ou envolvendo outras estruturas que não as vesículas seminais (esfíncter externo, reto, músculo elevador do ânus, etc.).
ânus ou parede pélvica)
	M: metástases à distância
	
	Mx: metástases à distância não avaliadas
	
	M0: sem metástases à distância
	
	M1: metástases à distância
	
	M1a: envolvimento de gânglios linfáticos não regionais
	
	M1b: envolvimento dos ossos
	
	M1c: outros locais com ou sem envolvimento ósseo

b. Classificação patológica (pTNM)

Trata-se de uma classificação após a prostatectomia radical (PR) em que o estádio T1 é excluído desta classificação:

- pT0: Nenhum tumor identificado após prostatectomia radical
- pT2: Tumor confinado à próstata (ápice e cápsula)
    - pT2a: Envolvimento de metade de um lóbulo ou menos
    - pT2b: Envolvimento de mais de metade de um lobo sem envolvimento do outro lobo
    - pT2c: Envolvimento de ambos os lobos
- pT3: Extensão para além da cápsula
    - T3a: Extensão extra-capsular uni ou bilateral incluindo o colo da bexiga
    - T3b: Extensão para as vesículas seminais (uni ou bilateral)
- pT4: Extensão a órgãos adjacentes (esfíncter uretral externo, reto, músculos elevadores do ânus, parede pélvica) (Rozet, Hennequin et al. 2016).

c. Classificação AMICO

Com base no risco de progressão do tumor, D'Amico propôs a classificação dos tumores malignos localizados, a fim de orientar melhor o tratamento e dar uma ideia da percentagem de recorrência. Esta classificação é apresentada no quadro 3.

Quadro 3: Classificação de D'Amico (Rozet, Hennequin et al. 2016)

Classificação AMICO	
Baixo risco	PSA< 10 ng/mL + pontuação de Gleason $\leq$ 6 + estádio clínico T1c ou T2a.
Risco intermédio	PSA entre 10 e 20 ng/mL ou pontuação Gleason 7 ou estádio T2b.
Risco elevado	PSA> 20 ng/mL ou pontuação de Gleason $\geq$ 8 ou estádio clínico T2c.

II.2.5.6. Avaliação da extensão

A extensão do trabalho depende da classificação de D'Amico: se o doente for de baixo risco, o urologista pode recomendar a ressonância magnética (RM) como opção, juntamente com outros testes de diagnóstico. Se o doente tiver um risco intermédio, será recomendada a RM da próstata e dos gânglios linfáticos ou uma TAC pélvica, a dissecção bilateral dos gânglios linfáticos ilio-obturadores e a tomoscintigrafia óssea (se o grau 4 for a maioria). No entanto, o médico solicitará uma cintigrafia óssea, uma ecografia abdominal e uma radiografia do tórax se o doente apresentar um risco elevado.

II.2.6. Tratamento do cancro da

próstata II.2.6.1. Opções de

tratamento a. Vigilância ativa

Trata-se de monitorizar o PSA e as biópsias da próstata regularmente de 6 em 6 meses em doentes com baixo risco de progressão de acordo com a classificação de D'Amico (PSA < 10 ng/ml E Gleason $\leq$ 6 E T2a) ou pontuação de Gleason 6. Estes doentes têm uma esperança de vida superior a 10 anos, uma vez que o cancro não progride ou progride apenas lentamente. A interrupção da vigilância ativa depende da duplicação do valor de PSA a curto prazo e do aparecimento de cancro de grau 4 ou 5 nas biopsias da próstata (Rozet, Hennequin et al. 2016).

b. Prostatectomia total

Trata-se de um tratamento curativo proposto a doentes com menos de 75 anos com cancro localizado ou localmente avançado e uma esperança de vida superior a 10 anos. Consiste na remoção completa da próstata e das vesículas seminais, acompanhada de uma anastomose vesico-uretral. No caso de cancro da próstata localizado de risco intermédio ou de alto risco, a cura bilateral do ilioobturador, ou mesmo a cura pélvica extensa, pode ser combinada com a prostatectomia radical. No entanto, a cirurgia tem certos efeitos secundários, como a incontinência urinária (10-15%), a disfunção erétil (60-90%), a infertilidade e a estenose da anastomose vesico-uretral (1%) (Rozet, Hennequin et al. 2016).

II.2.6.2. Estratégias terapêuticas

A escolha do tratamento depende da idade, da esperança de vida, da classificação de D'Amico e das perturbações miccionais. Existem tratamentos curativos e paliativos:

a. Tratamentos curativos

Estes tratamentos são considerados para os doentes com uma esperança de vida superior a 10 anos e com menos de 75 anos. No caso de um cancro localizado de baixo risco, é legítimo propor aos pacientes uma vigilância ativa, se não vários tratamentos padrão validados, incluindo a prostatectomia radical, a radioterapia intersticial (braquiterapia) e a radioterapia externa (76-78 Gy). No caso de um tumor maligno de risco intermédio, os tratamentos considerados, segundo o comité de oncologia da Association Française de l'Urologie (AFU), são a prostatectomia radical combinada com uma dissecção extensa dos gânglios linfáticos, a radioterapia externa com uma dose superior a 76-78 Gy e a radioterapia externa com um curto período de hormonoterapia de 6 meses, segundo o protocolo Bolla. Como opção, a braquiterapia pode ser combinada com a radioterapia externa neste caso. A radioterapia hormonal e a prostatectomia radical com dissecção extensa dos gânglios linfáticos num jovem são os tratamentos de base para os cancros da próstata de alto risco (Rozet, Hennequin et al. 2016).

b. Tratamentos paliativos

Estes tratamentos destinam-se a doentes metastáticos com uma esperança de vida inferior a 10 anos, com idade superior a 75 anos. A supressão cirúrgica (pulpectomia ou orquiectomia) ou médica (terapia hormonal) dos androgénios seria um tratamento de primeira linha no âmbito dos cuidados paliativos para os cancros localmente avançados ou metastáticos. Dado que a glândula da próstata e o cancro da próstata estão ligados à presença de testosterona, a supressão de androgénios com agonistas ou antagonistas da LHRH visa reduzir os níveis de testosterona no organismo. Como resultado, os níveis de testosterona são inferiores a 0,5 ng/ml durante a castração. Esta supressão androgénica pode provocar efeitos secundários precoces, como afrontamentos, perda da líbido, disfunção erétil e astenia, bem como efeitos secundários tardios, como osteoporose, perda muscular, depressão, perturbações neuropsicológicas e perturbações lipídicas. O tratamento hormonal envolve :

⊹ Os agonistas da LH-RH utilizados têm por objetivo saturar esta via de sinalização, conduzindo progressivamente à cessação da testosterona. Os medicamentos utilizados são o Decapeptyl® e o Zoladex®. Estes tratamentos podem provocar uma subida súbita dos níveis de testosterona ("Flare-up") antes de entrarem em colapso, obrigando à co-prescrição de um anti-androgénio durante pelo menos um mês.

⊹ Os antagonistas da LH-RH bloqueiam diretamente esta via para reduzir os níveis de testosterona sem o risco de exacerbação, tal como acontece com Firmagon®.

⊹ Antiandrogénios esteróides (Androcur®) ou antiandrogénios não esteróides (Casodex®) destinados a bloquear diretamente o recetor de androgénios e, por vezes, a inibição central dos antiandrogénios esteróides.

⊹ Tradicionalmente, os urologistas prescrevem monoterapia com agonista ou antagonista como primeira linha de tratamento. Em seguida, o bloqueio completo dos androgénios (BAC) (agonista + anti-androgénio ou antagonista isolado) seria necessário para os doentes metastáticos de alto risco. Se o PSA aumentar após o BAC, o anti-androgénio deve ser interrompido neste estado para reduzir o PSA, caso contrário, pode ser considerada a terapia hormonal de segunda geração (estrogénio, estracto). Infelizmente, esta hormonosensibilidade não dura muito tempo (24-36 meses) e é designada por "fase resistente à castração do cancro da próstata" (CRPC). Esta é definida por vários critérios de acordo com as recomendações da AFU (Rozet, Hennequin et al. 2016):

⊹ Níveis de testosterona (<50 ng/dL ou 1,7 nmol/L) ;

✦ Três aumentos do PSA com 2 semanas de intervalo para um valor superior a 2 ng/ml;

✦ Retirada de anti-androgénios durante mais de 4 a 6 semanas;

✦ Progressão clínica (dor óssea) ou radiológica (cintigrafia óssea ou scanner abdomino-pélvico).

O acetato de abiraterona (Zytiga ®) (um inibidor da síntese de androgénios) e a enzalutamida (um bloqueador dos receptores de androgénios) podem ser prescritos como uma nova etapa na escalada da terapia hormonal em doentes com cancro da próstata com poucos sintomas e resistentes à castração.

Para além da terapia hormonal, a quimioterapia é um tratamento paliativo para o cancro da próstata metastático sintomático resistente à castração. O docetaxel (taxotere®) é o primeiro tratamento considerado neste caso, associado à prednisona (inibidores dos microtúbulos). Para aqueles com uma boa resposta ao docetaxel, o cabazitaxel (Jevtana®) seria prescrito a seguir (Rozet, Hennequin et al. 2016). Apesar dos efeitos adversos dos bifosfonatos (ácido zoledrónico, Zometa®) na saúde dos doentes, estas moléculas podem ser utilizadas como tratamento paliativo, dada a sua capacidade de inibir a reabsorção óssea ligada à atividade osteoclástica (Rozet, Hennequin et al. 2016).

II.2.6.3. Controlo

A doença é monitorizada durante pelo menos dez anos. Inicialmente, a monitorização é efectuada de 6 em 6 meses durante os primeiros 5 anos e, posteriormente, de ano a ano, consoante o estádio e a gravidade do tumor. O objetivo do acompanhamento é detetar a recidiva e avaliar as complicações pós-tratamento. Este acompanhamento seria o seguinte:

➕➕C línico: sinais de extensão local ou geral Biológico:

- o Determinação do PSA :
    - Após prostatectomia radical, o nível de PSA deve ser inferior a 0,2 ng/ml
    - Após braquiterapia ou radioterapia, o PSA tem de ser inferior ao PSA nadir (PSA mais baixo observado após a radioterapia) + 2ng/ml, de acordo com os critérios de *Phoenix.*
    - Após outras modalidades de tratamento, o valor de PSA deve ser estável e baixo.
- o Testosteronemia: o valor da testosteronemia deve ser inferior a 0,5 ng/ml se o doente estiver a fazer tratamento hormonal.
- Efeitos secundários: deve monitorizar sempre os efeitos secundários dos tratamentos prescritos.

II.2.7. Etiologia

Podem coexistir vários factores de risco que desencadeiam o desenvolvimento desta doença.

II.2.7.1. Idade

A idade é um fator importante no aumento do risco de cancro da próstata. A incidência deste cancro aumenta com a idade. De um modo geral, 95% dos homens diagnosticados com cancro da próstata têm entre 57 e 88 anos. De acordo com as estatísticas mundiais de 2000 e 2008, 1% dos doentes têm entre 40 e 44 anos (Leitzmann e Rohrmann 2012).

II.2.7.2. Origem étnica

A incidência do cancro da próstata varia consoante os continentes e as populações. O risco de desenvolver cancro da próstata em homens com mais de 45 anos em proporção do número total estimado de novos casos de cancro (estatísticas de 2018) é de 35,3% na população europeia, 23,3% na população asiática, 18,4% na população americana e 6,3% na população africana. No entanto, os países da Oceânia têm um risco muito baixo de desenvolver cancro da próstata (1,8%) (New Global Cancer Data: GLOBOCAN 2018) (Figura 7).

II.2.7.3. História familiar

A incidência de desenvolver cancro da próstata é duas a cinco vezes maior se o pai ou o irmão forem portadores desta doença (Daniyal, Siddiqui et al. 2014).

II.2.7.4. Ambiente

O ambiente e o estilo de vida das pessoas influenciam o desenvolvimento do cancro da próstata. A dieta pode influenciar o desenvolvimento do cancro da próstata. Alguns estudos confirmaram que uma dieta rica em gordura animal e pobre em fibras (licopeno) pode aumentar o risco de desenvolver cancro da próstata e vice-versa (Alexander, Mink et al. 2010, Leitzmann e Rohrmann 2012).

II.2.7.5. Actividades físicas

Os homens pouco activos fisicamente têm maior probabilidade de desenvolver cancro da próstata (Giovannucci, Liu et al. 2005, Antonelli, Freedland et al. 2009).

II.2.7.6. Exposição química

A ciência confirmou o efeito de certos pesticidas no aumento do risco de cancro da próstata (Parent, Désy et al. 2009).

II.2.7.7. Hormonas

Níveis elevados de testosterona e estrogénio no corpo humano podem aumentar a incidência de cancro da próstata (Michaud, Daugherty et al. 2006, Yao, Till et al. 2011).

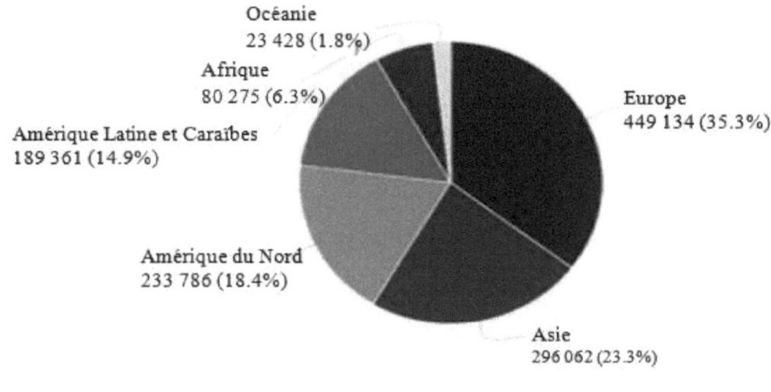

Figura 7: Taxas de incidência do cancro da próstata por continente

(Novos dados globais sobre o cancro: GLOBOCAN 2018)

II.2.7.8. Atividade sexual e doenças sexualmente transmissíveis

De acordo com vários estudos, a infeção por *Trichomonas vaginalis* (parasita humano) está associada ao risco de desenvolver cancro da próstata (Sutcliffe , Giovannucci et al. 2006, Stark, Judson et al. 2009). No entanto, foi demonstrado que a infeção por gonorreia (uma infeção sexualmente transmissível) pode estar associada ao cancro da próstata em homens latinos que vivem nos EUA (Cheng, Witte et al. 2010). Além disso, foi sugerido que a atividade sexual excessiva pode aumentar o risco de desenvolver cancro da próstata por várias razões, como o aumento dos níveis de testosterona e as mudanças de parceiras, facilitando a transmissão de doenças sexuais (Leitzmann e Rohrmann 2012). Por outro lado, a frequência da ejaculação está inversamente correlacionada com o aumento do risco desta doença (Leitzmann, Platz et al. 2004).

II.2.7.9. Outros factores

Outros factores estão associados ao desenvolvimento do cancro da próstata, como a obesidade, a ingestão excessiva de cálcio e a presença de inflamação crónica ou de neoplasia intra-epitelial prostática (PIN) (Murata, Takayama et al. 2012) em jovens antes dos 50 anos (Hirata, Hinoda et al. 2007, Leitzmann e Rohrmann 2012).

II.2.7.10. Fator genético

A suscetibilidade individual aos xenobióticos (medicamentos, poluentes, alimentos), aos quais cada pessoa está necessariamente exposta, depende da expressão das enzimas do metabolismo dos xenobióticos. Esta expressão varia entre indivíduos em função de factores fisiopatológicos, ambientais e genéticos. Além disso, vários estudos de associação do genoma (GWAS) (Nakagawa, Akamatsu et al. 2016, Benafif, Kote-Jarai et al. 2018) destacaram a importância do polimorfismo genético nos genes envolvidos noutras vias metabólicas, como o metabolismo do folato (Collin, Metcalfe et al. 2009), a função imunitária (Michaud, Daugherty et al. 2006), as vias do metabolismo dos xenobióticos (Murata, Watanabe et al. 2001), a resposta ao stress oxidativo (Choi, Neuhouser et al. 2008) e a reparação do ADN (Rybicki, Conti et al. 2004, Hirata, Hinoda et al. 2007) no desenvolvimento do cancro da próstata.

B. Alterações somáticas no cancro da próstata

I. Alterações genéticas

Para além dos factores de predisposição genética, as alterações genéticas e epigenéticas somáticas em determinados genes estão recorrentemente associadas ao desenvolvimento e/ou à progressão do cancro da próstata. Até à data, foi estabelecida a identificação de determinados genes que alteram o cancro da próstata. Estes genes incluem :

- RNaseL (HPC1, lq22), MSR1 (8p), ELAC2/HPC2 (17p11) no cancro da próstata hereditário (Schoenborn, Nelson et al. 2013)

- PTEN, BRCA2, TP53, FOXP1, RYOP, MAGI, RB1, SPOP, SPINK1, ADAMTS-1

  etc. em tumores localizados (Schoenborn, Nelson et al. 2013).

  - O ADAMTS-1 é um gene que codifica uma família de proteínas ADAMTS composta por uma desintegrina e uma metaloproteinase com um motivo de trombospondina de tipo 1. Este gene é responsável pela fertilidade, pelo crescimento e pela morfologia e desenvolvimento dos órgãos (Shindo, Kurihara et al. 2000). No cancro da próstata, pouco se sabe sobre este gene, mas é provável que esteja envolvido na fase inicial do desenvolvimento do cancro da próstata, desempenhando um papel anti-angiogénico (Gustavsson, Wang et al. 2009).

- **Genes que interagem com os receptores de androgénio (AR):** ASXL2, NKX3-1, FOXA1, TOP2B e que estão alterados em fases avançadas: metástases e resistência à terapia hormonal (Schoenborn, Nelson et al. 2013).

⬥ **Genes de factores de transcrição:** FOXA, FOXO que estão envolvidos em fases avançadas (metástases e resistência à terapia hormonal) (Schoenborn, Nelson et al. 2013).

- O FOXO4 é um gene da subclasse O da família de factores de transcrição Forkhead. Quando deslocado para o núcleo, este gene promove a transcrição de alvos FOXO a jusante. O FOXO4 regula várias vias celulares, como a apoptose, a longevidade, o stress oxidativo, a sinalização da insulina e a progressão do ciclo celular (Obsil e Obsilova 2008). Este gene está implicado no estádio avançado e na resistência à terapia hormonal no cancro da próstata (Huang, Li et al. 2018).

⬥ **Oncogénios e genes supressores de tumores:** PTEN, TP53, RB1, KRAS, BRAF, PDCD4 (Schoenborn, Nelson et al. 2013).

- O PDCD4 é um gene de morte celular programada. Está localizado no núcleo e promove a apoptose. Este gene é modulado por citocinas. Recentemente, foi confirmado que este gene desempenha um papel importante no cancro da próstata avançado metastático e resistente à terapia hormonal (Zennami, Choi et al. 2019).

⬥ **Genes de remodelação da cromatina:** CHD1, CHD5, MLL2 em fases metastáticas e resistentes a hormonas (Schoenborn, Nelson et al. 2013).

⬥ **Genes envolvidos no ciclo celular:** PI3KCA, PTEN, mTOR, CDKN1B, MED12 (Schoenborn, Nelson et al. 2013).

Para além das alterações genéticas, as alterações epigenéticas podem também modular a variabilidade inter-individual da expressão genética. A regulação epigenética é, portanto, definida como um conjunto de mecanismos que podem atuar sobre os fenótipos celulares, levando a uma mudança na atividade ou função sem envolver alterações na sequência do ADN, e que são hereditários durante a mitose ou meiose (Heard e Martienssen 2014). Os principais mecanismos epigenéticos são as modificações pós-traducionais das histonas, as variantes das histonas, a metilação do ADN, os ARN não codificantes e os complexos de remodelação da cromatina dependentes de ATP (Kyburz, Karouzakis et al. 2014) (Figura 8).

- **Genes da transição epitelial-mesenquimal:** A transição epitelial-mesenquimal (EMT) é um processo pelo qual as células epiteliais sofrem uma transformação em células mesenquimais. Este processo está envolvido em vários fenómenos patológicos, como a progressão dos tumores e a fibrose. Caracteriza-se pela perda de adesão célula-célula, pela degradação da lâmina basal e pela aquisição de capacidades migratórias e invasivas. A EMT tem sido associada à disseminação metastática e a um mau prognóstico em alguns cancros(Roche, 2018). A investigação tem destacado o papel de diferentes factores de transcrição na indução da EMT, bem como a reversibilidade deste processo, ilustrada pela transição mesenquimal-epitelial (MET). A compreensão da EMT é importante no contexto da investigação sobre o cancro e outras doenças, uma vez que pode levar ao desenvolvimento de novas estratégias terapêuticas (Ribatti, Tamma, & Annese, 2020). Entre os genes da EMT encontra-se o Zeb-1, que está envolvido na progressão, invasão, migração e metástase de vários tipos de cancro, incluindo o da mama, pulmão, pâncreas, cólon, uterino e outros. Foi demonstrado que o Zeb-1 regula a expressão de genes associados à progressão, invasão e metástase dos tumores. A sua sobreexpressão está associada a um mau resultado clínico em doentes com cancro, o que a torna um potencial biomarcador de mau prognóstico. O Zeb-1 actua promovendo a transição epitelial-mesenquimal. Também foi sugerido que Zeb-1 confere plasticidade às células do cancro da mama, dando-lhes características de células estaminais. Assim, Zeb-1 desempenha um papel importante na progressão dos tumores e na plasticidade das células cancerosas, o que a torna um alvo potencial para o desenvolvimento de terapias contra o cancro (Madany, Thomas, & Edwards, 2018; Perez-Oquendo & Gibbons, 2022; Zhang, Xu, Li, & Han, 2019).

II. Mecanismos epigenéticos e factores associados ao desenvolvimento do cancro da próstata

II.1. Acetilação de histonas e metilação do ADN

A metilação do ADN é um mecanismo importante na regulação epigenética da expressão genética. É considerada um elemento-chave na formação e manutenção da estrutura da cromatina, na regulação dos genes e noutros processos fundamentais. Trata-se de uma modificação pós-replicativa que envolve a adição de um grupo metil CH3 à base pirimidina da citosina nas ilhas CpG. Estas estão localizadas principalmente perto do sítio de iniciação da transcrição ou nas regiões promotoras dos genes (Moore, Le et al. 2013). Esta metilação é catalisada por DNA metiltransferases (DNMTs) (Jin, Li et al. 2011, Moore, Le et al. 2013). Os estudos de associação do epigenoma completo (EWAS) destacaram a associação entre os níveis de metilação do ADN e o desenvolvimento e a progressão do cancro da próstata. A hipermetilação nos promotores dos genes da família HOX e do gene GSTP1 induziria a subexpressão proteica dos seus alvos. Além disso, a metilação de certos genes candidatos poderia atuar como biomarcadores no cancro da próstata. Neste contexto, os investigadores propõem estratificar os estádios do cancro da próstata em função do nível de metilação de certos genes candidatos, apesar da dificuldade de o fazer à escala clínica (Graff, Herman et al. 1995, Cairns, Esteller et al. 2001, Yegnasubramanian, Kowalski et al. 2004, Zhao, Olkhov-Mitsel et al. 2018).

Para além da metilação do ADN, a acetilação das histonas é um mecanismo epigenético reversível que envolve a adição de um grupo químico acetilo (COCH3) a um aminoácido com carga positiva (Arginina R ou Lisina K). A adição deste grupo neutraliza geralmente os aminoácidos, provocando uma alteração eletrostática entre o ADN (carregado negativamente) e as histonas. Isto abre a estrutura da cromatina e aumenta a acessibilidade do ADN para a transcrição (Abbas e Gupta 2008). As principais enzimas são as histonas acetiltransferases (HATs) e as histonas desacetilases (HDACs). Vários estudos examinaram o efeito destas enzimas no desenvolvimento e/ou no prognóstico do cancro da próstata, observando que a HDAC1 e a HDAC2 estão positivamente associadas à pontuação de Gleason (Ngollo, Dagdemir et al. 2014).

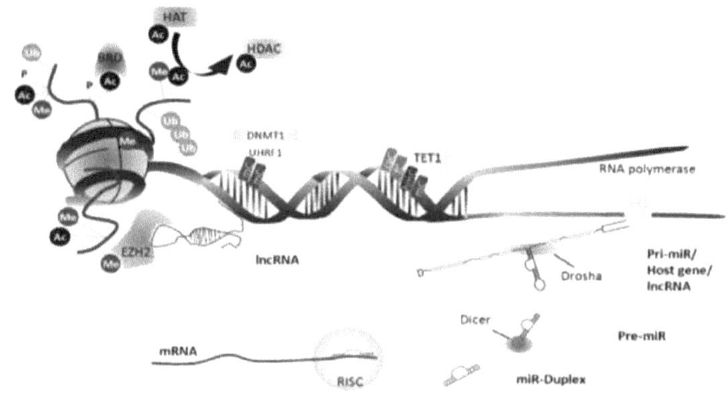

Figura 8: *Mecanismos de regulação epigenética* (Kyburz, Karouzakis et al. 2014)

Diferentes mecanismos de regulação epigenética: metilação do ADN, desacetilação de histonas, interferência de microRNA. BRD: Complexo de Barbu, HAT: histona acetil transferases, HDAC: histona desacetilases, Dnmt1: DNA metiltransferase 1, UHRF1: Ubiquitina com domínios PHD e Ring Finger 1, Ezh2: Skin homolog enhancer 2, LncRNA: RNA longo não codificante, TET1: metilcitosina dioxigenase 1, RISC: Complexo de silenciamento induzido por RNA.

II.2.1. Definição de miRs

Os miRs são pequenas moléculas (cerca de 18 a 25 nucleótidos) pertencentes à família dos RNA não codificantes (ncRNA). Até à data, foram identificados mais de 4076 miRs (Bartels e Tsongalis 2009, Chou, Shrestha et al. 2018). Estas pequenas moléculas actuam na regulação pós-transcricional da expressão genética ligando-se à 3'UTR (Untranslated Region) do seu RNA mensageiro alvo (mRNA). A ligação completa ou incompleta ao alvo pode causar a repressão da tradução ou também a degradação do mRNA (Chou, Shrestha et al. 2018).

Estas pequenas sequências desempenham um papel muito importante no organismo humano, observando o desenvolvimento, a apoptose, o crescimento, o metabolismo, a diferenciação celular, a proliferação e o envelhecimento (Lai 2002, Mohr e Mott 2015). Estudos científicos têm demonstrado que a regulação pós-transcricional por miRs afecta mais de 60% dos genes codificadores de proteínas. Consequentemente, numerosos estudos elucidaram a associação de muitas doenças à desregulação dos miRs, como as doenças inflamatórias auto-imunes, as doenças endócrinas e o cancro (Bartels e Tsongalis 2009). Estes miRs podem também servir de biomarcadores para o diagnóstico, o prognóstico e a terapêutica.

II.2.2. Biogénese dos miRs

A biogénese de miRs maduros tem lugar em quatro etapas do processo biológico (Morgan e Bale 2012):

- **Transcrição:** Esta fase ocorre no núcleo, geralmente pela RNA polimerase II, e envolve a transcrição de genes miR em transcrições primárias chamadas "pri-miRs". Estes têm uma capa 5' e uma cauda 3' poliadenilada e são muito grandes (500 a 3000 bases) (Figura 9).

+ **Clivagem do pri-miR no precursor do pré-miR:** O transcrito primário é clivado pelo complexo proteico nuclear "microprocessador", formado por uma RNAase III "Drosha" e uma proteína de ligação ao ARN de cadeia simples "DGCR8" (DiGeorge syndrome Critical Region 8). O pré-miR sintetizado é constituído por cerca de 70 nucleótidos. O splicing do Pri-miR poderia também ser outro mecanismo para a síntese do pré-miR, independentemente do complexo "Drosha-DGCR8".

+ **Exportação para o citoplasma:** O pré-miR é libertado para o citoplasma através de complexos proteicos incorporados na membrana nuclear denominados Exportina 5 (XPO5). A ligação cooperativa do pré-miR ao cofator Ran-GTP resulta na formação de uma estrutura de ARN de cadeia dupla com mais de 14 pb, permitindo à XPO5 exportar o pré-miR para fora do núcleo através da hidrólise do GTP.

+ **Clivagem em miR:** A libertação do pré-miR para o citoplasma na sua forma de laço de haste é seguida da sua clivagem por um complexo de uma endonuclease da família DRBP (dsRNA Binding Protein) (TRBP) e uma endonuclease citoplasmática (RNAseIII), formando um miR maduro de cadeia dupla. A estrutura em laço é eliminada pelo complexo "Dicer-TRBP", que separa as duas cadeias da haste e liga uma delas ao complexo "RISC" (RNA-Induced Silencing Complex), induzindo assim a formação do complexo miRISC, o que é conseguido pela presença de proteínas da família AGO (1-4). Finalmente, a cadeia conhecida como "miR maduro" permanece ligada à proteína RISC para posterior ligação ao seu mRNA alvo. A cadeia "miR passageiro", por outro lado, separa-se do duplex e degrada-se.

II.2.3. miRs e PC

A expressão aberrante dos miRs pode afetar vários processos biológicos nos cancros, como a apoptose, a invasão, a resistência aos medicamentos e a proliferação e metástase dos tumores (Iorio e Croce 2012). Diferentes miRs foram desregulados em linhas de cancro da próstata (DU145, LnCaP e PC3), bem como em células cancerígenas de doentes (Vanacore, Boccellino et al. 2017). São mencionados dois tipos de miRs:

- **OncomiRs que estão sobreexpressos no cancro da próstata:** miR-141, miR-20a, miR-21, miR-195, miR-375, miR-221/miR-222, miR-141, miR-375, miR-18a, miR-4534, miR-650, miR-32, miR-106/miR-25, miR-125b, etc.

- **MiRs supressores de tumores que estão subexpressos nas células da próstata:** miRs: miR-34a, miR-143/145, miR-205, miR-488 , miR-34a, miR-145, miR-224, miR-452, miR-200b, miR-382, miR-372, miR-17-92a, miR-27a, miR-135-a-1, miR-204-5p, miR-30a, let-7, miR-133/miR-146a etc
.

No entanto, desde a descoberta dos miRs em 1993, vários estudos destacaram a utilidade destas pequenas moléculas no diagnóstico do cancro da próstata como biomarcadores de diagnóstico. Além disso, um painel de miRs identificados para o diagnóstico do cancro da próstata poderia ser utilizado com o PSA no diagnóstico precoce dos doentes. Além disso, alguns miRs foram identificados como biomarcadores da progressão do tumor no cancro da próstata e da recorrência bioquímica após prostatectomia radical.

- **Hsa-miR-101-1:** **Trata-se de** um precursor contendo microRNA que se verificou diminuir significativamente em LT e Ar em comparação com IBA em várias regiões do cérebro. O microRNA-101 (miR-101) é um gene de ARN pertencente à classe dos miRNA e está associado a várias doenças, incluindo o cancro do pulmão e da mama. O miR-101 tem como alvo a proteína de maturação do proteassoma POMP, resultando numa alteração da montagem e da atividade do proteassoma, o que inibe o crescimento celular e induz a apoptose. Além disso, foi demonstrado que o miR-101-1 inibe a proliferação de células do carcinoma nasofaríngeo e a resistência à cisplatina através da regulação negativa de ZIC5. O precursor do microRNA humano hsa-mir-101 (hsa-mir-101-1) está envolvido em vários processos biológicos e tem sido estudado em diferentes contextos, como regiões do cérebro e células cancerígenas (C. Wang et al., 2014; C. Z. Wang et al., 2018).

- **Hsa-mir-96-5p**: O Hsa-mir-96-5p está localizado no exão 1 do cromossoma 7q32.2. Desempenha tanto o papel de oncomir como de supressor de tumores, dependendo do tipo de cancro. No cancro do pâncreas, o miR-96-5p parece estar envolvido na função de supressor de tumores, suprimindo a atividade do KRAS, ao passo que no cancro da próstata aparece como um metastamiR ou oncomiR. Vários estudos demonstram que o cluster miR-183-96-182 desempenha um papel importante na oncogénese, na progressão do cancro, na invasão tumoral e nas metástases. Foi demonstrado que o gene supressor de tumores da próstata PTEN é regulado pelos miR-183-5p e miR-96-5p e promove a proliferação celular no cancro da mama, afectando diretamente o gene supressor de tumores FOXO3a e os inibidores da quinase dependente da ciclina p27Kip1 e p21Cip1. Assim, o cluster miR-183-96-182 é um candidato a biomarcador prospetivo para o prognóstico do cancro da próstata. Além disso, o miR-96-5p regula negativamente o supressor de tumores FOXO1, que induz a paragem do ciclo celular e a morte celular no cancro do endométrio. Além disso, o FOXO1 actua como um repressor da atividade do recetor de androgénio, que é a via oncogénica central no desenvolvimento do cancro da próstata. Há um estudo que mostra que a metástase do cancro da próstata é promovida pela estimulação dos genes TGF-β e SMAD através da indução do miR-96-5p e da ativação da via mTOR. Outro estudo mostra que o miR-96 pode promover a metástase óssea e contribuir para a redução das taxas de sobrevivência. Este estudo defende que o miR-96-5p pode ser utilizado como um marcador de prognóstico e um potencial alvo de terapias para o cancro da próstata metastático. (H. Wang, Ma, Li, & Wang, 2020).

- **Hsa-miR-548ac:** Localizado no exão 1 do cromossoma 1p13.1. Investigações anteriores mostraram que o miR-548ac tem 69 genes localizados em quase todos os cromossomas. Algumas investigações mostraram também que o miR-548ac pode estar envolvido em diferentes tipos de cancro, incluindo o cancro da próstata, o cancro da mama e o cancro do pâncreas. Pode desempenhar o papel de oncogene ou supressor de tumores, dependendo do tipo de cancro. No cancro do pâncreas, a sobreexpressão do miR-548ac suprimiu a migração, a proliferação e a invasão das células, ao passo que a sua silenciação restaurou a migração, a proliferação e a invasão do cancro (Sharma & Gupta, 2020). No cancro da próstata, este miR desempenha o papel de um oncogene. Vários estudos demonstraram que existe uma diferença na expressão do miR-548ac nos tecidos tumorais e normais e que se observa uma sobreexpressão do miR-548ac nos tecidos tumorais da próstata. A sobreexpressão do miR-548ac foi significativamente correlacionada com pontuações de Gleason de alto risco. Há um estudo que sugere que o miR-548ac reprime a expressão de PTEN, que desempenha um papel fundamental na regulação da via PI3k / AKT, que é a via de sinalização mais importante que regula certos processos celulares, como o ciclo celular, a sobrevivência, o metabolismo, a motilidade, a instabilidade genómica e a angiogénese, e alterações frequentes no cancro da próstata. (Sharma & Gupta, 2020).

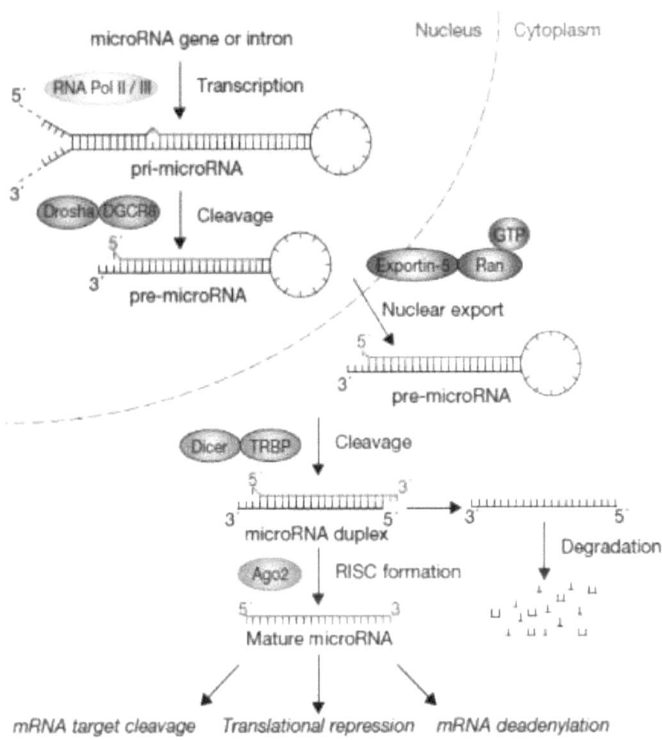

Figura 9: Principais etapas da biogénese do microRNA (Srikok, Chuammitri et al. 2016)

Núcleo: Nucleus , Cytoplasm:Cytoplasm, microRNA gene or intron: microRNA genes or introns, RNA Pol II/III: RNA polymerase II/ III, pri-microRNA: pri-microRNA, Cleavage:Clivage,pre-microRNA: pre-microARN, Nuclear export: Export Nucléaire ,microRNA duplex: MicroRNA maduro , Formação de RISC , clivagem do mRNA alvo , repressão da tradução , deadenilação do mRNA.

Objetivo

O nosso principal objetivo neste estudo é aprofundar a nossa compreensão do cancro da próstata, uma doença complexa resultante da interação de vários factores ambientais, genéticos e hormonais, bem como de alterações somáticas nas células da próstata. Sendo a terceira forma de cancro mais comum nos homens da Tunísia, esta doença tem sido relativamente pouco explorada na investigação científica local.

Neste sentido, o nosso estudo incide especificamente sobre os aspectos genéticos e epigenéticos do cancro da próstata. O objetivo final é analisar o nível de expressão do gene Zeb-1 e dos seus alvos, nomeadamente Hsa-miR-548ac, Hsa-miR-96-5p e Hsa-miR-101-1. Pretendemos estabelecer correlações significativas entre estas expressões genéticas e dados epidemiológicos e patológicos de doentes com cancro da próstata.

Em suma, o nosso objetivo é aumentar os nossos conhecimentos sobre esta doença, explorando os aspectos epigenéticos, abrindo assim novas perspectivas para a compreensão, o diagnóstico e o tratamento do cancro da próstata na Tunísia.

Materiais e métodos

População do estudo

Trata-se de um estudo prospetivo de 14 doentes com cancro da próstata com uma idade média de 72,66 anos e dois indivíduos saudáveis com 68,99 ± 8,51 anos, recrutados no Serviço de Urologia do Hospital Charles Nicolle em Tunes. Este trabalho foi efectuado em secções de tumores frescos e de tecidos sãos, conservados a -20°C em tubos contendo RPMI (Roswell Park Memorial Institute medium), a fim de preservar a integridade dos tecidos. As características epidemiológicas e/ou clínicas da população do estudo serão descritas em pormenor nos parágrafos seguintes.

I.1.   Dados epidemiológicos e clínico-patológicos da população estudada

Os dados clínicos e anatomopatológicos foram recolhidos dos registos dos doentes internados no Serviço de Urologia do Hospital Charles Nicolle, em Tunes (Tabela 4). Este trabalho foi aprovado pelo Comité de Ética do Hospital Charles Nicolle, em Tunes. Todos os participantes deram o seu consentimento informado e assinado.

Tabela 4: Características clínicas, anatomopatológicas e epidemiológicas dos doentes com cancro da próstata

Dados clínicos e epidemiológicos e Anatomopatologia	Número de doentes com PC (n=14)
Género	Homens
Idade média	72 .67
PSA médio (ng/ml)	148.93
Pontuação de Gleason	
Pontuação de Gleason <6	4 (33.33%)
Pontuação de Gleason = 6-7	5 (33.33%)
Pontuação de Gleason >7	5 (33.33%)
Progressão das metástases	
M_0	5(33.33%)
M_+	09 (66.67%)
Falta de informação	0
Recidiva do tumor	
Sim	0
Não	0
Falta de informação	14(100%)
Tratamento-alvo	
Paliativo	5(40%)
Curativo	9(60%)
Falta de informação	0
Fumador	
Sim	09(66.67%)
Não	5(33.33%)
Falta de informação	0
Número de embalagens/ano	
< 20 PY	2(13.33%)
≥ 20 PY	7(53.33%)
Falta de informação	5(33.33%)
Consumo de álcool	
Sim	4(26.66%)
Não	09(66.67%)
Falta de informação	1(6.66%)

Exposição profissional	
Sim	1(6.66%)
Não	6(46.66%)
Falta de informação	7(46.66%)
HTA (Hipertensão)	
Sim	5(40%)
Não	9(60%)

I.2. Material
Soluções, tampões e kits

- Trizol (Ivitrogen)

- Clorofórmio

- Isopropanol

- Etanol (75%, 100%)

- Acetato de sódio

- Água sem RNase

- dNTP(100mM)

- Tampão Taq (10X)

- Mgcl²(25mM)

- oligo(dt)12-18(500ug/ml)

- Kit de retrotranscrição: MMLV Reverse Transcriptase Kit(REF :28025-013)

- Kit de retrotranscrição para microRNA: go Taq ® G2 Flexi DNA Polymerase (Referência:M7805)

- Kit qPCR: 5X HOT FIREPol® EvaGreen® qPCR Supermix(REF: EP2501716)

- Sequências dos iniciadores utilizados: Os iniciadores utilizados são descritos no quadro 5:

Quadro 5: Sequências dos iniciadores utilizados para Zeb-1 e os 3 miRs

Gene/ miRs	Sequências de iniciadores (5' -> 3')
Zeb-1	F: AGGATGACAGAAAGGAAGGGCA R: TGCATCTGACTCGCATTCATCA
miR-548ac	F: GGACGGTAGCAAGCAAAGAGTGTGCTACTAGGTTA R: GGGATTCTGGAAGATGATGATGACGTATTAGGTTG
miR-101-1	F: GGACGGTAGCAAGCAAAGAGTGTGTGCCATCCTTC R: GGGATTCTGGAAGATGATGATGACTGCCCTGGCTC
miR-96-5p	F: GGACGGTAGCAAGCAAAGAGTGTGTTTCCCATATT R: GGGATTCTGGAAGATGATGATGACTGGCCGATTTT

II.   Métodos
II.1.   Extração de ácidos nucleicos (ADN genómico e ARN total) de tecido tumoral fresco

O método clássico de extração tripla com Trizol permite o isolamento simultâneo de ARN, ADN e proteínas da mesma amostra de célula ou tecido. Este método baseia-se na utilização de uma solução de isotiocianato de guanídio e fenol (Trizol), que permite a lise da célula e a dissociação dos complexos nucleoproteicos, mantendo a integridade dos ácidos nucleicos. Estas moléculas são então separadas em fracções isoladas, que são depois recuperadas por precipitação sequencial. A extração dos ácidos nucleicos é efectuada nas fases seguintes:

3/1/1. Homogeneização de tecidos e separação de moléculas (ADN, ARN)

O tecido congelado é primeiro triturado com um almofariz e um pilão em azoto líquido até ficar reduzido a pó. Em seguida, adiciona-se 1 ml de TRIzol (para um peso de 50 a 100 mg de tecido) para o homogeneizar. O homogeneizado obtido foi transferido para um tubo Eppendorf e incubado durante 5 minutos à temperatura ambiente. Em seguida, adicionaram-se 200 µl de clorofórmio, agitou-se vigorosamente por inversão e incubou-se novamente durante 2 a 3 minutos à temperatura ambiente. A mistura resultante foi então centrifugada (12.000g: 15 min: 4°C). Este processo separa a solução em três fases: uma fase aquosa que contém o ARN, a interfase que contém o ADN e as proteínas e uma fase orgânica.

II.1.2. Isolamento seletivo do ARN total

Para extrair o ARN, a fase aquosa (fase superior) é recuperada para um novo tubo, ao qual se adicionam 200 µL de isopropanol para precipitar o ARN, seguido de incubação à temperatura ambiente durante 10 min e centrifugação (12.000g : 151 : 4°C). O sedimento de ARN foi então lavado com 1 ml de etanol a 75%, agitado em vórtice por breves instantes e centrifugado (7500g : 5 min ; 4°c) para remover todos os vestígios do precipitado salino. O sedimento resultante foi seco numa estufa a 37°C durante 10 minutos e suspenso em 50 µL de água sem RNase. Para reprecipitar o ARN, foram adicionados 10 µL de acetato de sódio 3M e 2V de etanol puro. Esta mistura foi deixada a precipitar a -20°C durante 30 min, seguida de centrifugação (12.000g: 15 min: 4°C). Para remover todos os vestígios de etanol e facilitar a suspensão em água, o pellet de ARN foi seco brevemente numa estufa a 37°C e depois suspenso em 30 µL de água sem RNase por pipetagem. O ARN foi então armazenado a -20°C II.

II.2. Avaliação da concentração e pureza dos ácidos nucleicos

A densidade ótica (DO) é medida por espetrofotómetro ou Nanodrop. A quantidade de ácidos nucleicos é estimada através da medição da DO a 260 nm, que corresponde ao comprimento de onda em que os ácidos nucleicos apresentam uma absorção máxima no ultravioleta. Uma unidade de DO corresponde a

50µg/µL de ADN de cadeia dupla e a 40µg/µL de ARN. Uma segunda leitura da DO a 280 nm e 230 nm, seguida do cálculo das relações DO260nm/DO280nm e DO260nm/DO230nm, permite avaliar a pureza dos ácidos nucleicos e detetar eventuais contaminações proteicas ou orgânicas, respetivamente, com :

- ADN puro: rácio 260/280 ~ 1,8-2

 - ARN puro: rácio 260 /280 ~ 2-2,2

- Ácido nucleico puro: rácio 260/230 = 2,2

II.3.   Estudo da expressão do gene Zeb-1 e de potenciais miRs (miR-548ac, miR-101-1, miR-96-5p) por RT-qPCR (método de quantificação relativa)

II.3.1. Análise da especificidade dos primers designados para a análise da expressão por PCR convencional

A fim de validar a especificidade dos iniciadores designados que serão utilizados na reação de amplificação por PCR em tempo real dos genes de interesse (Zeb-1, miR-548ac, miR-101-1, miR-96-5p, GAPDH), foi primeiro realizado um passo de PCR convencional no cADN. O cDNA foi obtido por transcrição reversa a partir do ARN total extraído.

II.3.2. Transcrição reversa do ARN total

Esta reação consiste em utilizar uma cadeia de RNA molde para sintetizar uma cadeia complementar de DNA de cadeia simples (cDNA), utilizando a transcriptase reversa (retrotranscriptase), que é uma enzima com atividade de DNA polimerase dependente de RNA. Esta síntese realiza-se na direção 5'→3'respeitando as regras do antiparalelismo e da complementaridade.

Neste trabalho, a RT foi efectuada em RNA total pela enzima Moleney Murine Leukemia Virus (M-MLV) utilizando primers oligo (dT) para a síntese de cDNA total. A reação de transcrição reversa foi efectuada num volume final de 20 µL. O primeiro passo consistiu em adicionar 1 ug de RNA total na presença de 0,5ug de oligo dT, 0,83mM de dNTP e água bidestilada (EBD).

A mistura é então incubada a 65°C durante 5 minutos para desnaturar a estrutura secundária do ARN e tornar os primers mais acessíveis. O tubo é então rapidamente colocado em gelo e centrifugado para recolher o conteúdo. Uma segunda etapa consiste em adicionar os reagentes (2 ul de DTT, 1 ul de tampão First strand e 1 ul de RNAase out) à mistura obtida.

A mistura foi então incubada a 37°C durante 2 min. Foi adicionado ao produto um volume de 1µL de M-MLV (200 unidades) e incubado a 37°C durante 50 min, o que corresponde à temperatura de atividade óptima da enzima. Esta etapa corresponde à síntese de cDNA. A enzima é inactivada após incubação durante 15 minutos a 70°C. O cDNA total obtido pode ser armazenado a +4°C ou -20°C.

II.3.3. PCR quantitativa em tempo real

O princípio desta técnica é o mesmo que o da PCR convencional, sendo a acumulação do produto de amplificação monitorizada em tempo real através da deteção da fluorescência emitida em cada ciclo. Para tal, é inserido um agente intercalante fluorescente (Sybr Green I) que se liga de forma não específica ao ADN de cadeia dupla neo-sintetizado. A fluorescência emitida por este fluorocromo é medida no final da fase de alongamento de cada ciclo. A intensidade da fluorescência é diretamente proporcional à quantidade de produto de amplificação presente.

A curva de amplificação é utilizada para determinar o valor Ct, que é utilizado para estimar a quantidade de cDNA inicialmente presente. O Ct (Threshold Cycle) corresponde ao ciclo de amplificação em que o sinal de fluorescência é significativamente superior ao ruído de fundo e surge no início da fase exponencial. A quantificação do ADN ocorre, portanto, durante a fase exponencial, o que explica a precisão e a reprodutibilidade desta técnica. O Ct é inversamente proporcional à quantidade de cDNA inicial (ou seja, de ARN). Quanto maior for a concentração da amostra na molécula alvo inicial, menor será o número de ciclos necessários para que o sinal de fluorescência ultrapasse o limiar de deteção, que é baixo, pelo que o valor Ct é mais baixo. A curva de amplificação representa os valores de fluorescência recolhidos em cada ciclo de amplificação. Se seguirmos a fluorescência ao longo do tempo, observamos três fases:

- **Fase de fundo:** A quantidade de amplicões produzidos é insuficiente para gerar um sinal que exceda o ruído de fundo.

- **Fase exponencial:** A quantidade de produtos de amplificação gera um sinal de fluorescência acima do limiar de deteção. O número de produtos amplificados duplica em cada ciclo.

- **Fase de planalto:** Certos componentes tornam-se limitantes, a amplificação deixa de ser exponencial.

A especificidade deste sistema de amplificação é moderadamente baixa, uma vez que se baseia exclusivamente no emparelhamento de primers, pelo que existe a possibilidade de formação de produtos aspecíficos. É necessária uma curva de fusão pós-PCR para avaliar a especificidade de cada produto formado. Esta curva é criada expondo os amplicons a um aumento gradual da temperatura enquanto se mede a intensidade da fluorescência. É observada uma queda na fluorescência a partir da (temperatura de dissociação) em que 50% do ADN de cadeia dupla é dissociado (desnaturado).

A qPCR foi efectuada num volume final de 10 μL, utilizando 2,5 μL de cDNA, na presença de 2 μL de Master mix, 1 μL de primers (F e R) e 4,5 μL de água livre de RNAse (RFW) (quadro 6).

Quadro 6: Meio de reação qPCR

Reagentes	Concentração inicial	Concentração final	Volume extraído
Mistura principal	5x	2.5x	2μL

Primers inversos e de sentido	10mM	0,5 mM	1µL
cDNA	1000ng/µL	2500ng/µL	2,5µL
RFW	-	-	4,5µL

A quantificação foi efectuada no sistema de PCR em tempo real StepOne da Applied Biosystems, utilizando o seguinte programa: desnaturação inicial durante 10 minutos a 95°C, seguida de 45 ciclos: 15 segundos a 95°C (desnaturação) e 1 minuto a 60°C (hibridação de primers associada à extensão). No final da reação de PCR, é efectuada uma curva de fusão de 60 a 95°C em passos de 0,1°C a 0,3% da taxa de aquecimento, para verificar se foi amplificado apenas um produto de PCR. Se a curva for polimodal, os resultados devem ser interpretados com precaução ou a experiência deve ser repetida com outros primers mais específicos. Se a curva for unimodal, o cálculo da derivada primária da curva permite obter uma curva em forma de sino, cuja abcissa do máximo é o Tm do produto da PCR (amplicon). $^{-\Delta\Delta CT}$ Os níveis de expressão relativa dos genes de interesse Zeb-1, miR-548ac, miR-101-1 e miR-96-5p foram determinados pelo método relative 2, que consiste em calcular, em primeiro lugar, o Ct médio dos duplicados obtidos para o gene alvo *e o do gene de referência nos doentes e nos controlos não tumorais.* gène *Em seguida,* calcula-se o *ΔCT,* que corresponde à expressão do gene de interesse normalizada pela do gene endógeno (GAPDH), de modo a que *ΔCT=* CT do gene alvo -CT do gene de referência *também nos doentes e nos controlos saudáveis. Segue-se uma segunda normalização para o controlo saudável (não tumoral). Por exemplo:* ΔΔCT=ΔCT amostra - ΔCT médio do controlo, após o cálculo do *ΔCT* médio em todos os controlos saudáveis. $^{-\Delta\Delta CT}$ Por fim, a expressão *relativa* do gene-alvo é determinada através do cálculo do fold change (FC) utilizando a fórmula *2*. Se o FC for inferior a 0,5, o gene em questão está subexpresso nos doentes em comparação com os controlos não tumorais, ao passo que se o FC for superior a 2, o gene-alvo está sobreexpresso. Não existe desregulação quando o valor FC do gene amplificado nos indivíduos com tumor se situa entre 0,5 e 2. Para cada amostra, os genes alvo (Zeb-1, miR-548ac, miR-101-1, miR-96-5p) e GAPDH foram amplificados em triplicado.

III. Análise bioinformática :

Foi efectuada uma análise in silico para identificar microRNAs que poderiam ter como alvo o mRNA Zeb-1 utilizando ferramentas de bioinformática online. No nosso estudo, identificámos o marcador Zeb-1 como um potencial alvo de miR-548ac, miR-101-1 e miR-96-5p utilizando miRmap (www.mirmap.ezlab.org) e Target Scan (www.targetscan.org).

IV. Testes estatísticos :

Para efeitos da nossa investigação, os dados foram analisados com recurso ao software SPSS, versão 24.0. Os resultados obtidos foram interpretados através de uma bateria de testes estatísticos relevantes. O teste de Kruskal-Wallis, um teste não paramétrico, foi utilizado para examinar as variações entre vários grupos não emparelhados com base numa comparação de medianas. Em contrapartida, o teste t de Student, um teste paramétrico, foi utilizado para avaliar as diferenças entre dois grupos independentes, centrando-se na comparação das médias. As relações entre diferentes variáveis quantitativas foram exploradas utilizando o teste de correlação de Pearson, um teste paramétrico para avaliar a força e a direção das relações lineares. Os resultados destas análises foram representados graficamente através de box-plots. De notar que o limiar de erro significativo foi mantido em 0,05 ($\alpha = 0,05$) para garantir a robustez estatística das conclusões retiradas deste estudo.

Resultados

Para além dos factores de risco genéticos e ambientais, as alterações genéticas e epigenéticas somáticas em determinados genes estão recorrentemente associadas ao desenvolvimento ou progressão do cancro da próstata. O objetivo deste livro é caraterizar as alterações somáticas associadas ao diagnóstico e/ou prognóstico do cancro da próstata, com enfoque nos microRNAs. Os miRs são pequenas moléculas (cerca de 18 a 25 nucleótidos) pertencentes à família dos RNAs não codificantes. Estas pequenas moléculas actuam na regulação pós-transcricional da expressão genética, ligando-se à região 3'UTR do seu RNA mensageiro alvo. A ligação completa ou incompleta ao alvo pode causar a repressão da tradução ou a degradação do ARNm. Nos seres humanos, os miRs desempenham um papel muito importante na regulação do desenvolvimento, da apoptose, do crescimento, da diferenciação e da proliferação celular.

Neste trabalho, estudámos o perfil de expressão do gene Zeb-1 e destes três miRs alvo, a fim de compreender o mecanismo de ação entre eles.

I. Controlo da especificidade do par de iniciadores por PCR convencional

Neste trabalho, o primeiro passo, após a extração do ácido nucleico e a transcrição reversa do ARN total, foi verificar a especificidade dos iniciadores designados para a qPCR. Para tal, utilizou-se uma reação de PCR convencional baseada no cDNA. A análise electroforética dos produtos da PCR num gel de agarose revelou a presença de bandas de amplificação com o tamanho esperado, correspondentes aos cDNAs dos genes de interesse. Isto indica, em primeiro lugar, a presença de cDNA de boa qualidade que pode ser utilizado para uma reação subsequente e, em segundo lugar, a especificidade dos primers concebidos para a qPCR.

II. Desenvolvimento da técnica qPCR

O objetivo desta secção foi analisar os níveis de expressão dos genes Zeb-1, miR-548ac, miR-101-1 e miR-96-5p nos doentes em comparação com os controlos não tumorais, utilizando a PCR em tempo real. A curva de amplificação apresentada abaixo ilustra o número de ciclos de PCR na abcissa e a fluorescência emitida (numa escala logarítmica) na ordenada. Esta curva reflecte a quantidade de cDNA presente no meio de reação em cada ciclo de amplificação. O valor Ct é determinado projectando no eixo x o ponto de intersecção entre a curva de fluorescência e o limiar de deteção específico para cada gene (Figura 10).

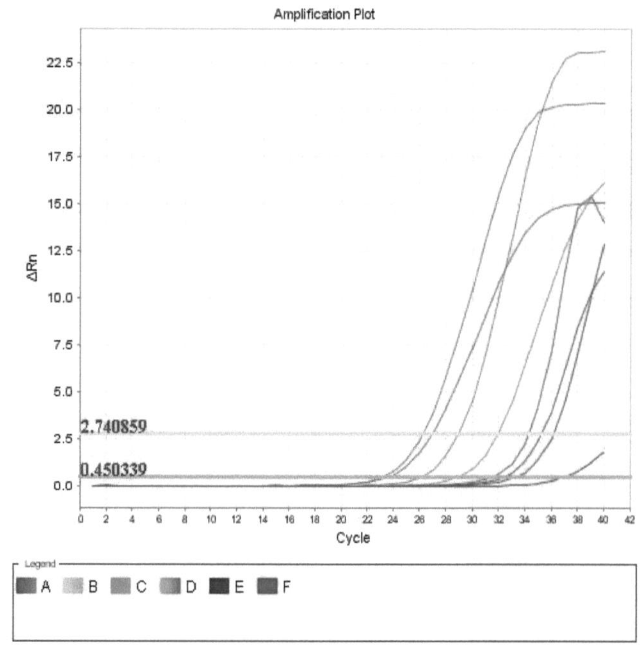

Figura 10: Curva de amplificação para os genes Zeb-1, GAPDH e miR-548ac

A fim de confirmar a especificidade da amplificação, gerámos curvas de fusão para cada gene examinado, bem como para o gene endógeno GAPDH. Explorando a primeira derivada da fluorescência, foi possível obter um único pico predominante, indicando a presença de um único tipo de produto de amplificação. Este facto demonstra a especificidade dos amplicons obtidos e a ausência de produtos de amplificação não específicos. Estes picos aparecem a diferentes temperaturas de fusão (Tm), correspondendo à temperatura de dissociação específica do produto de amplificação para a deteção dos genes Zeb1, GAPDH, miR-548ac, miR-101-1 e miR-96-5p, respetivamente. De notar aqui a curva de fusão para o gene Zeb-1 (Figura 11).

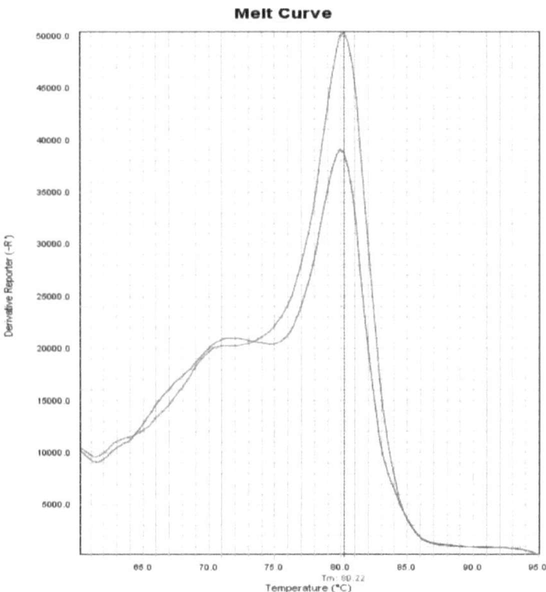

Figura 11: Curva de fusão do gene Zeb-1

Numa etapa crucial da nossa abordagem, visámos especificamente a avaliação da E-eficiência da PCR. Para o efeito, foram realizadas experiências de PCR em tempo real em amostras de diluição crescente, a fim de gerar uma curva padrão representativa do par de primers dedicado ao locus de interesse. Esta série de diluições, em particular com um fator de ½, deveria teoricamente produzir curvas de amplificação deslocadas de um ciclo de PCR em cada passo, indicando uma eficiência de reação ideal igual a 2, em que a quantidade de ADN duplica em cada ciclo.

Nesta abordagem, o programa integrado na máquina de PCR em tempo real foi utilizado para calcular diretamente a eficiência E da reação. Em alternativa, a

51

PCR em tempo real foi efectuada numa série de diluições previamente caracterizadas por uma quantidade inicial conhecida de ADN. Estes dados foram depois representados numa escala logarítmica e a equação de regressão linear estabelecida ao longo destes pontos forneceu a eficiência da reação, identificada pelo coeficiente de direção da linha de regressão (Figura 12). Esta abordagem metódica permitiu-nos assegurar uma avaliação exacta e fiável da eficiência da nossa reação de PCR.

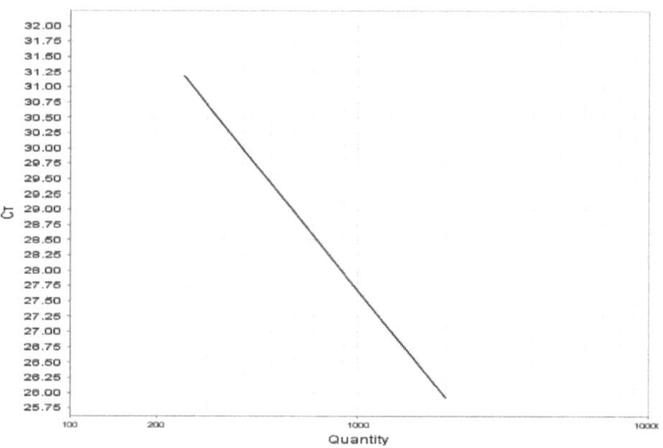

Figura 12: Curva de eficiência ou curva padrão (exemplo do gene Zeb-1)

III.   Perfil de expressão do gene Zeb-1 e de 3 miRs

Para a quantificação destes marcadores utilizámos a PCR em tempo real, especificamente o método Syber green, e para o estudo da FC adoptámos o método relativo padronizado por um calibrador (indivíduo benigno).

Os resultados, expressos em FC, mostram uma sobreexpressão significativa do gene Zeb-1, miR-548ac e miR-96-5p nos doentes em comparação com os controlos saudáveis, com valores médios de FC de 12,53, 5,42 e 158,13, respetivamente. No entanto, no que respeita ao miR-101, não foi possível distinguir entre doentes com PC e doentes benignos (HR=1,3; p>0,05). Esta observação evidencia uma certa heterogeneidade dentro dos grupos estudados, sugerindo uma possível influência das características clínicas e anatomopatológicas específicas de cada doente.

Em seguida, explorámos a possibilidade de uma correlação entre os níveis de expressão dos três miRs (miR-548ac, miR-101-1 e miR-96-5p) e o seu alvo, Zeb-1. Para o efeito, utilizámos a correlação de Spearman. Os resultados completos estão resumidos na Tabela 7, mostrando que não houve uma associação significativa entre os miRs e o seu alvo, Zeb-1. No entanto, foi observada uma tendência para a significância, particularmente entre o miR-548ac e o miR-96-5p (p=0,075), e o miR-96-5p e o miR-101-1 (p=0,071).

Tabela 7: Correlação de Spearman entre Zeb-1 e miRs

			FC ZEB-1	FC miR-548ac	FC miR-101	FC-miR96
Rho de Spearman	FC ZEB-1	Coeficiente de correlação	1,000	,327	,382	,111
		Sig (bicaudal)	.	,234	,160	,694
		N	15	15	15	15
	FC miR-548ac	Coeficiente de correlação	,327	1,000	,466	,474
		Sig (bicaudal)	,234	.	,080	**,075**
		N	15	15	15	15
	FC miR-101	Coeficiente de correlação	,382	,466	1,000	,479
		Sig (bicaudal)	,160	,080	.	**,071**
		N	15	15	15	15
	FC-miR-96	Coeficiente de correlação	,111	,474	,479	1,000
		Sig (bicaudal)	,694	,075	,071	.
		N	15	15	15	15

Para explorar a associação entre os níveis de expressão dos genes Zeb-1, miR-548ac, miR-101-1 e miR-96-5p e parâmetros clínico-patológicos como o estádio e o grau da doença, bem como parâmetros clínicos como a presença de metástases, utilizámos o teste estatístico de Kruskal-Wallis.

A distribuição de Zeb-1 entre os diferentes estádios, tal como ilustrado no gráfico de caixa, mostra uma grande diversidade entre os doentes do estádio T2, enquanto os grupos dos estádios T1, T3 e T4 parecem ser mais homogéneos. Ao analisar a distribuição do miR-96-5p entre os diferentes estadios, também se observou uma diversidade notável no grupo T3. Para além disso, os nossos resultados mostram que não houve uma associação significativa entre os marcadores estudados e o score de Gleason. Esta falta de associação significativa com o grau tumoral foi consistente e também foi observada na análise de outros marcadores, como Zeb-1, miR-101-1 e miR-96-5p, com valores de p de 0,28, 0,60 e 0,30, respetivamente.

Discussão

O cancro da próstata é uma doença multifatorial que progride lentamente nos homens com mais de 45 anos. A etiologia deste cancro permanece enigmática e pouco clara, apesar dos progressos científicos. De facto, os estudos genéticos têm vindo a aumentar desde há vários anos, com o objetivo de compreender melhor a base molecular da carcinogénese da próstata e desenvolver novos marcadores de prognóstico. No entanto, as abordagens genéticas não podem, por si só, explicar toda a etiologia de doenças complexas, incluindo o cancro da próstata.

Para além da investigação sobre o efeito de variantes genéticas comuns ou raras, a investigação sobre os efeitos genéticos secundários deve também ser envolvida. Trata-se de efeitos que não alteram as sequências de nucleótidos, mas que modulam a expressão genética. Trata-se da epigenética, que representa um novo aspeto da investigação sobre o cancro. Este mecanismo envolve a metilação do ADN, as modificações pós-transcricionais das histonas e a expressão dos miRs. Estes biomarcadores tentam prever a evolução clínica do cancro, permitindo aos doentes receberem cuidados adequados e personalizados.

Perante estes dados, interessou-nos estudar o perfil de expressão de certos miRs e do seu alvo que, de acordo com a literatura, parecem ser os mais envolvidos no desenvolvimento do cancro da próstata. Para o efeito, escolhemos 3 miRs (miR-101-1, miR-548ac e miR-96-5p) que têm como alvo um gene comum chamado Zeb-1. Um estudo bioinformático combinado com uma pesquisa bibliográfica permitiu-nos escolher este gene alvo para avaliar a sua regulação e o seu impacto no aparecimento e na progressão da doença. Nesta parte do nosso trabalho, planeámos, portanto, realizar um estudo sobre uma coorte de tumores frescos, a fim de compreender os mecanismos de carcinogénese e analisar o valor prognóstico dos marcadores estudados. A população selecionada era constituída por cerca de 35 tumores frescos, dos quais apenas 14 foram retidos para análise estatística devido à fraca qualidade dos seus RNAs. Dois indivíduos com hiperplasia benigna foram utilizados como controlos na nossa análise. A qualidade das moléculas de ARN extraídas foi verificada num Nanodrop para garantir que não estavam degradadas. O perfil de expressão destes 3 miRs e do gene Zeb-1 foi estabelecido pelo método de quantificação relativa (método double delta Ct) utilizando uma amostra de calibração.

Na primeira parte, estudámos os perfis de expressão do gene Zeb-1, mir-548ac, mir-101-1 e mir-96-5p. A análise estatística, utilizando a média de Fold Change, mostrou a sobreexpressão dos três marcadores Zeb-1, miR-548ac e miR-96-5p nos doentes com cancro da próstata em comparação com os indivíduos do grupo de controlo, com valores de FC de cerca de 12,53, 5,42 e 158,13, respetivamente.

Estes resultados são consistentes com outros trabalhos na literatura que demonstraram a sobreexpressão do gene Zeb-1, que demonstrou que a expressão de Zeb-1 estava significativamente aumentada nas células DU145 da linha celular de cancro da próstata (Lu et al., 2022; Orellana-Serradell, Herrera, Castellon, & Contreras, 2018).. Esta sobreexpressão tem várias consequências, incluindo o aumento da plasticidade das células cancerígenas, que é considerada um importante motor da progressão da malignidade. O mecanismo de EMT induzido por Zeb-1 baseia-se na ligação deste último à região promotora da proteína marcadora de células epiteliais E-caderina, inibindo sua expressão transcricional e causando a perda das propriedades epiteliais das células(Lu et al., 2022). Neste contexto, Nancy et al. demonstraram que o fator de transcrição Zeb-1 reprime a expressão de Syndecan 1 no cancro da próstata. Syndecan 1 (SDC-1) é um proteoglicano de superfície celular que desempenha um papel importante na adesão celular, mantendo a integridade epitelial, e sua repressão por Zeb-1 induz EMT (Farfán et al., 2018)..

Em relação ao segundo marcador, o nosso estudo mostra uma sobreexpressão do miR-548ac, o que está de acordo com o estudo de Saffari et al. que mostrou uma sobreexpressão do mir-548ac em amostras cancerosas e esta expressão aumenta ainda mais no cancro da próstata de alto grau em comparação com a hiperplasia benigna e o tecido normal como tecido não canceroso (Saffari et al., 2019). Neste estudo, mir-548ac actua como um oncomiR ao reprimir a expressão de PTEN. O gene supressor de tumores PTEN desempenha um papel fundamental na regulação da via PI3k/AKT, que é a via de sinalização mais importante que regula certos processos celulares como o ciclo celular, a sobrevivência, o metabolismo, a motilidade, a instabilidade genómica e a angiogénese e as alterações frequentes no cancro da próstata (Saffari et al., 2019). Rane JK et al. também mostrou que a superexpressão de miR-548ac foi confirmada em biópsias de câncer de próstata (cinco vezes, p <0,05) e em câncer de próstata resistente à castração não fracionada (1,8 vezes, p <0,05). Um estudo independente mostrou que a superexpressão de miR-548ac diminuiu o dano ao DNA induzido por doxorrubicina na linha celular de câncer cervical através da inibição da topoisomerase (DNA) II alfa 170kDa (TOP2A) (Rane et al., 2015). No entanto, Shi Y et al. mostraram que o miR-548ac estava significativamente subexpresso no cancro da mama. A sobreexpressão do miR-548 inibiu a proliferação e promoveu a apoptose das células do cancro da mama. Além disso, demonstraram que a expressão de ECHS1 (Enoyl Coenzyme A hydratase) envolvida na proliferação celular estava significativamente sobre-expressa em células e tecidos de cancro da mama. Por conseguinte, o miR-548ac inibe a proliferação de células de cancro da mama através da regulação da expressão de ECHS1.(Shi, Qiu, Wu, & Hai, 2015).

No presente trabalho, também demonstrámos a sobreexpressão do gene mir-96-5p, este resultado coincide com os resultados de Haflidadóttir BS et al. que demonstraram que os níveis de expressão do miR-96-5p estão elevados no cancro da próstata (Haflidadóttir et al., 2013). O miR-96-5p está altamente expresso em vários outros tipos de cancro, incluindo linfoma, fígado, mama, ovário, pulmão, cólon, testículo e cancro colorrectal. Foi sugerido que o MiR-96-5p actua como um oncomiR que regula a proliferação e a reparação do ADN, mas também como um supressor de tumores que induz a apoptose nas células pancreáticas.

Em segundo lugar, no caso do miR-101-1, o valor FC encontrado não permite determinar se está sobre-expresso ou subexpresso. Estes resultados não parecem ser consistentes com a literatura. De facto, Lin et al. mostraram uma subexpressão do miR-101-1 em biópsias de cancro da próstata em comparação com controlos saudáveis (Lin et al., 2018). Noutros trabalhos, foi relatada a subexpressão do miR-101-1 no cancro gástrico, no colangiocarcinoma intra-hepático, no osteossarcoma, no carcinoma hepatocelular, no cancro do pulmão de células não pequenas, no carcinoma oral de células escamosas, no carcinoma de células de transição da bexiga, no cancro do colo do útero, na neoplasia mucinosa papilar intraductal do pâncreas, no cancro da mama....etc (C. Z. Wang et al., 2018). Da mesma forma, Varambally S, et al. e Chakravarthi et al. demonstraram que o miR-101-1 está subexpresso no cancro da próstata, actuando como supressor de tumores através da inibição de EZH2 (Enhancer of zeste homolog 2 é uma histona metiltransferase de mamíferos que contribui para o silenciamento epigenético de genes-alvo e regula a sobrevivência e a metástase das células cancerígenas) e SUB1 (Coactivador transcricional da RNA polimerase II) que promove a metástase(Chakravarthi et al., 2016; Varambally et al., 2008). Esta diferença na expressão do miR-101-1 em relação ao nosso estudo sugere alguma heterogeneidade dentro dos grupos, que poderia ser explicada pelas características clínicas e anatomopatológicas de cada doente estudado. Daí a importância, por um lado, de procurar uma correlação entre os marcadores e, por outro, de correlacionar os resultados moleculares com os parâmetros clínicos e anatomopatológicos dos doentes.

À luz dos resultados encontrados, a distribuição da expressão destes 3 miRs e do seu gene alvo Zeb-1 em associação com os estádios e graus da doença não mostrou qualquer diferença estatisticamente significativa. Este facto foi avaliado através das curvas de bigodes e do teste de Kruskal-Wallis. Estes resultados não são consistentes com a literatura. De facto, Graham et al. mostraram num estudo recente que o Zeb-1 parece estar sobre-expresso em amostras de cancro da próstata com uma pontuação de Gleason elevada em comparação com amostras com um grau de malignidade inferior (Graham et al., 2008). De forma semelhante, Orellana S et al. mostraram que a expressão de Zeb-1 está correlacionada com uma pontuação de Gleason de >8 (Orellana-Serradell et al., 2018).. No que diz respeito ao mir-548ac, Saffari et al. mostrou após a análise qRT-PCR que este marcador foi significativamente aumentado no grupo de pontuação de Gleason> 7 em comparação com o grupo sem câncer (*p <0,05) (Saffari et al., 2019). Para mir-96-5p, Haflidadóttir BS, et al, mostrou a associação deste mir com uma pontuação de Gleason alta (>8) e um estágio alto (T3, T4) (Haflidadóttir et al., 2013). Relativamente ao mir-101-1, Lin et al. mostraram que a subexpressão deste mir está associada a uma pontuação de Gleason elevada (Lin et al., 2018). Esta discrepância entre os resultados encontrados neste estudo, que mostrou que o nível de expressão dos nossos marcadores não está associado nem ao estádio nem ao grau da doença, e os outros estudos deve-se principalmente à pequena dimensão da nossa coorte. Numa outra fase, queríamos encontrar uma associação entre os marcadores Zeb-1, mir-548ac, mir-101-1 e mir-96-5p e a presença ou ausência de metástases. Os doentes foram divididos de acordo com a presença ou ausência de metástases. Os resultados globais e os valores de p mostraram que não havia uma associação significativa entre a presença ou ausência de metástases e a FC dos vários marcadores estudados. Estes resultados não são consistentes com a literatura. De facto, Jiawen Wu et al. demonstraram que o Zeb-1 promove a proliferação, a invasão e a metástase na linha celular de cancro da próstata DU145 através da supressão da via de sinalização ERK1/2 e da promoção da transição epitelial-mesenquimal através da inibição da E-Caderina(Yang et al., 2020). De forma semelhante, Nancy et al. demonstraram que Zeb-1 promove a metástase ao reprimir a expressão de Syndecan 1 no cancro da próstata (Farfán et al., 2018).. Orellana S et al. mostraram no mesmo contexto que a expressão de Zeb-1 é mais elevada em amostras de maior malignidade e que a sobre-expressão de Zeb-1 foi capaz de induzir a transição epitelial-mesenquimal através da regulação positiva do marcador mesenquimal Vimentina e da regulação negativa do marcador epitelial E-Caderina. Em contraste, a inibição de Zeb-1 reprimiu a expressão de Vimentina e aumentou a regulação de E-Caderina. A expressão de Zeb-1 conferiu maior motilidade, invasividade e capacidade de formação de colónias às células 22Rv1, enquanto as células DU145 com inibição de Zeb-1 apresentaram uma diminuição destas mesmas propriedades. Estes resultados demonstraram que a Zeb-1 pode ser um promotor chave da metástase e da progressão do tumor para fases avançadas do cancro da próstata. Vários estudos mostraram que o Zeb-1 nos cancros uterinos, da mama e noutros tipos de cancros epiteliais está associado quase exclusivamente às classes mais agressivas, onde a sua expressão está ligada à proliferação celular, à invasão e às metástases (Orellana-Serradell et al., 2018). No que diz respeito ao miR-548ac, Rane JK et al mostraram que o mir-548ac está associado à proliferação celular, invasão e metástase e pode ser tratado como um biomarcador de progressão no cancro da próstata (Rane et al., 2015). Shi Y et al, demonstraram que o miR-548ac inibe a proliferação de células do cancro da mama através da regulação da expressão de ECHS1, indicando o seu potencial como alvo terapêutico para o cancro da mama (Shi et al., 2015). Haflidadóttir BS et al. demonstraram que os níveis ectópicos de miR-96-5p aumentam o crescimento e a proliferação celular em células de cancro da próstata, explicando que o miR-96-5p tem propriedades oncogénicas e actua diminuindo a transcrição de FOXO1 e os níveis de síntese proteica através da ligação a um dos dois locais de ligação previstos na sequência FOXO1 3'UTR. O bloqueio deste local de ligação inibiu completamente o aumento do crescimento mediado pelo miR-96-5p. Em conjunto, estes resultados indicam que o miR-96-5p desempenha um papel fundamental na proliferação das células do cancro da próstata e pode aumentar a progressão do cancro da próstata. (Haflidadóttir et al., 2013). Para mir 101-1, Lin et al, mostraram que este marcador é preditivo de metástases no cancro da próstata (Lin et al., 2018). Da mesma forma, Varambally S, et al, mostraram que a perda genómica de micro-101 leva à sobreexpressão da histona metiltransferase EZH2 no cancro da próstata. O Enhancer of zeste homolog 2 (EZH2) é uma histona metiltransferase de mamíferos que contribui para o silenciamento epigenético de genes alvo e regula a sobrevivência e a metástase das células cancerígenas. A EZH2 está sobre-expressa em tumores sólidos agressivos por mecanismos que permanecem pouco claros. Varambally S, et al, demonstraram que a expressão e a função do EZH2 em linhas celulares cancerosas são inibidas pelo mir-101. A análise de tumores da próstata humana revelou que a expressão de miR-101-1 diminui durante a progressão do cancro, enquanto a expressão de EZH2 aumenta, conduzindo à progressão do tumor, à proliferação celular, à formação de colónias e ao aumento da invasão. (Varambally et al., 2008).

Em conclusão, à luz destes resultados, que parecem limitados pelo pequeno número de indivíduos, temos a impressão de que os nossos resultados são por vezes inconsistentes com outros estudos. Sugerimos, portanto, que se continue a recolher material biológico para melhorar a eficácia dos testes estatísticos e, assim, encontrar bons resultados, coerentes com os publicados na literatura. Também estamos interessados em analisar outros marcadores que possam ter um papel importante na carcinogénese da próstata, em conjunto com os microRNAs seleccionados neste trabalho. Além disso, a parte funcional do estudo parece ser igualmente importante para a compreensão dos mecanismos de regulação epigenética deste cancro.

Conclusão e perspectivas

No contexto da terapia orientada, a epigenética parece ser uma das vias mais promissoras para o tratamento do cancro nos últimos anos. A procura de novos marcadores capazes de melhorar o prognóstico e o diagnóstico dos doentes está a tornar-se essencial. Entre os mecanismos epigenéticos, os microRNAs desempenham um papel importante no cancro, em particular no cancro da próstata.

Neste trabalho, a nossa escolha baseou-se na seleção dos marcadores mais implicados na ocorrência de tumores da próstata. O gene Zeb-1 está envolvido em vários processos celulares, nomeadamente na transição epitelial-mesenquimal, que desempenha um papel essencial na invasão tumoral. O Zeb-1 pode suprimir, direta ou indiretamente, a expressão da E-caderina, um importante inibidor da EMT. Esta inibição tem várias consequências para o cancro, em particular, promove a proliferação e a invasão celular, bem como a metástase. Neste contexto, analisámos amostras de tumores de doentes com cancro da próstata obtidas após a ressecção de tumores da próstata. Estas amostras foram fornecidas pelo serviço de urologia do Hospital Charles Nicolle em Tunes. Começámos por quantificar o nível de expressão do gene zeb-1 no tecido tumoral em comparação com controlos saudáveis, utilizando RT-qPCR. Os nossos resultados, efectuados apenas em 14 pacientes, mostraram que este gene está sobre-expresso nos tumores em comparação com os tecidos normais. Em seguida, procurámos determinar os mecanismos epigenéticos responsáveis pela desregulação do gene zeb-1 no cancro da próstata. Com base nos dados da literatura, a desregulação da expressão do gene Zeb-1 no cancro da próstata pode dever-se à desregulação da expressão de microRNA. Identificámos, por análise in silico, que mir-548ac, mir-101-1 e mir-96-5p parecem estar entre os potenciais alvos de Zeb-1. Por este motivo, analisámos os níveis de expressão de mir-548ac, mir-101-1 e mir-96-5p em tecido tumoral versus tecido saudável da mesma forma que o gene Zeb-1. Os valores médios de Fold Change encontrados na mesma coorte mostram uma sobre-expressão de mir-548ac e mir-96-5p nos tumores em comparação com o tecido normal, enquanto não se pode tirar qualquer conclusão relativamente à expressão de mir-101. Isto sugere uma espécie de heterogeneidade dentro dos grupos, que poderia ser explicada pelas características clínicas e anatomopatológicas de cada doente. Daí a importância, na segunda parte deste trabalho, de correlacionar os resultados moleculares dos marcadores estudados com os parâmetros clínicos e anatomopatológicos dos doentes. Para tal, correlacionámos os nossos marcadores de acordo com os estádios T1, T2, T3 e T4 da doença. As curvas de Whisker obtidas, confirmadas pelo teste de Kruskal-Wallis, não mostraram diferença estatisticamente significativa entre o estadio tumoral e a expressão dos marcadores, como demonstram os valores de p obtidos.

Noutra parte deste trabalho, estudámos a correlação entre a expressão dos mesmos marcadores e o grau da doença. Esta análise foi efectuada utilizando o score de Gleason. As curvas de bigode e o teste de Krustal-Wallis não mostraram diferenças significativas entre a expressão e o grau do tumor.

A última etapa deste trabalho consistiu na procura de uma possível associação entre os marcadores estudados e a presença ou ausência de metástases. Para o efeito, os pacientes foram classificados de acordo com a presença ou ausência de metástases. Os resultados obtidos em 14 doentes não revelaram qualquer diferença estatisticamente significativa entre a presença de metástases e a FC dos diferentes marcadores.

A procura de uma correlação entre o Zeb-1 e os 3 mirs estudados foi um dos nossos principais objectivos para compreender a desregulação epigenética entre um microRNA e o seu alvo. A correlação de Spearman não mostrou uma associação significativa. No entanto, foi observada uma tendência para a significância entre mir-548ac e mir-96-5p, por um lado (p=0,075), e mir-96-5p e mir-101-1, por outro (p=0,071). Isto sugere que os 3 mirs não controlam o nível de expressão do gene Zeb-1. Podem ser avançadas várias hipóteses, tais como a pequena dimensão do grupo de estudo, que se presume ser insuficiente para uma análise estatística adequada, ou o envolvimento de outros microRNAs na regulação da expressão de Zeb-1 em doentes com adenocarcinoma da próstata.

No futuro, planeamos aumentar o tamanho da nossa população de estudo, um fator limitante neste trabalho, que também deve ser heterogéneo. A falta de correlação entre a expressão de Zeb-1 e mirs precisa de ser verificada por análises funcionais e proteómicas. Pretendemos também procurar outras alterações genéticas e epigenéticas que possam explicar a desregulação do gene zeb-1 no cancro da próstata. Além disso, é necessário um acompanhamento a longo prazo dos doentes antes de se poderem tirar quaisquer conclusões.

Referências

1. Bray F., Ferlay J., Soerjomataram I., Siegel R. L., Torre L. A. & Jemal A. 2018 Estatísticas globais de câncer 2018: estimativas GLOBOCAN de incidência e mortalidade em todo o mundo para 36 cânceres em 185 países. *CA: Um Jornal de Cancro para Clínicos.* **68,** 394-424.

2. Lee, C. H., O. Akin-Olugbade e A. Kirschenbaum (2011). "Visão geral da anatomia, histologia e patologia da próstata". Endocrinol Metab Clin North Am **40**(3): 565- 575, viii-ix.

3. Toivanen, R. e M. M. Shen (2017). "Organogênese da próstata: indução de tecido, regulação hormonal e especificação do tipo de célula". Desenvolvimento 144 (8): 1382-1398.

4. McNeal, J. E. (1981). "A anatomia zonal da próstata". Prostate **2**(1): 35-49.

5. McNeal, J. E. (1988). "Normal histology of the prostate" [Histologia normal da próstata]. Am J Surg Pathol **12**(8): 619-633.

6. Briganti, A., U. Capitanio, N. Suardi, A. Gallina, A. Salonia, M. Bianchi, M. Tutolo, V. Di Girolamo, G. Guazzoni, P. Rigatti e F. Montorsi (2009). "Hiperplasia benigna da próstata e suas etiologias". European Urology Supplements **8**(13): 865-871.

7. Barry, M. J., F. J. Fowler, Jr, P. O'Leary M, R. C. Bruskewitz, H. L. Holtgrewe, W.K. Mebust e A. T. Cockett (2017). "O Índice de Sintomas da Associação Urológica Americana para Hiperplasia Prostática Benigna". J Urol **197**(2s): S189-s197.

8. Hall, W. C., S. W. Nielsen e K. McEntee (1976). "Tumores da próstata e do pénis". Boletim da Organização Mundial de Saúde **53**(2-3): 247-256.

9. Vrubel, F., J. Mraz, R. Nemecek, F. Papousek e M. Hanselova (1979). "Carcinoma da próstata. I. Exame histoquímico como auxílio na avaliação do carcinoma da próstata". Int Urol Nephrol 11(4): 295-299. Siegel RL, Miller KD, Jemal A (2017) Estatísticas do cancro, 2017. CA 67(1):7-30. https://doi.org/10.3322/caac.21387.

10. Fournier, G., A. Valeri, P. Mangin e O. Cussenot (2004). "Cancro da próstata. Traitement". Annales d'Urologie **38**(5): 225-258.

11. Castillejos-Molina, R. A. e F. B. Gabilondo-Navarro (2016). "Cancro da próstata". Salud Publica Mex **58**(2): 279-284.

12. Norgaard, M., A. O. Jensen, J. B. Jacobsen, K. Cetin, J. P. Fryzek e H. T. Sorensen (2010). "Eventos relacionados com o esqueleto, metástases ósseas e sobrevivência do cancro da próstata: um estudo de coorte de base populacional na Dinamarca

(1999 a 2007)." <u>J Urol</u> **184**(1): 162-167.

13. Keto CJ, Freedland SJA, Risk-Stratified Approach to prostate- specific antigen screening (Abordagem estratificada do risco do rastreio do antigénio específico da próstata). Eur Urol 59(4):506-508. https://doi. org/10.1016/j.eururo.2011.01.029

14. Rozet, F., C. Hennequin, J. B. Beauval, P. Beuzeboc, L. Cormier, G. Fromont, P. Mongiat-Artus, A. Ouzzane, G. Ploussard, D. Azria, I. Brenot-Rossi, G. Cancel-Tassin, O. Cussenot, T. Lebret, X. Rebillard, M. Soulie, R. Renard-Penna e A. Mejean (2016). "[Diretrizes nacionais francesas da CCAFU 2016-2018 sobre câncer de próstata]". <u>Prog Urol</u> **27 Suppl 1**: S95-s143.

15. Leitzmann, M. F., E. A. Platz, M. J. Stampfer, W. C. Willett e E. Giovannucci (2004). "Frequência da ejaculação e risco subsequente de cancro da próstata". <u>Jama</u> **291**(13): 1578-1586

16. Daniyal, M., Z. A. Siddiqui, M. Akram, H. M. Asif, S. Sultana e A. Khan (2014). "Epidemiologia, etiologia, diagnóstico e tratamento do cancro da próstata". <u>Asian Pac J Cancer Prev</u> **15**(22): 9575-9578.

17. Alexander, D. D., P. J. Mink, C. A. Cushing e B. Sceurman (2010). "Uma revisão e meta-análise de estudos prospectivos sobre a ingestão de carne vermelha e processada e cancro da próstata". <u>Nutr J</u> **9**: 50.

18. Leitzmann, M. F. e S. Rohrmann (2012). "Fatores de risco para o aparecimento de câncer de próstata: idade, localização e correlações comportamentais." <u>Clin Epidemiol</u> **4**: 1-11.

19. Giovannucci, E. A. Platz, S. Sutcliffe, K. Fall, T. Kurth, J. Ma, M. J. Stampfer e L. A. Mucci (2009). "Estudo prospetivo da infeção por Trichomonas vaginalis e da incidência e mortalidade do cancro da próstata: Physicians 'Health Study". <u>Journal of the National Cancer Institute</u> **101**(20): 1406-1411.

20. Antonelli, J., S. J. Freedland e L. W. Jones (2009). "Terapia de exercício no continuum do cancro da próstata". <u>Prostate Cancer And Prostatic Diseases</u> **12**: 110.

21. Parent, M.-E., M. Désy e J. Siemiatycki (2009). "A exposição a produtos químicos agrícolas aumenta o risco de cancro da próstata entre os agricultores?" <u>McGill journal of medicine: MJM: um fórum internacional para o avanço das ciências médicas por estudantes</u> **12**(1): 70-77.

22. Michaud, D. S., S. E. Daugherty, S. I. Berndt, E. A. Platz, M. Yeager, E. D. Crawford, A. Hsing, W.-Y. Huang e R. B. Hayes (2006). "Polimorfismos genéticos da interleucina-1B (IL-1B), IL-6, IL-8 e IL-10 e risco de cancro da próstata".

Cancer research 66(8): 4525-4530.

23. Yao, S., C. Till, A. R. Kristal, P. J. Goodman, A. W. Hsing, C. M. Tangen, E. A. Platz, F. Z. Stanczyk, J. K. V. Reichardt, L. Tang, M. L. Neuhouser, R. M. Santella, W. D. Figg, D. K. Price, H. L. Parnes, S. M. Lippman, I. M. Thompson, C. B. Ambrosone e A. Hoque (2011). "Níveis séricos de estrogénio e risco de cancro da próstata no ensaio de prevenção do cancro da próstata: um estudo de caso-controlo aninhado". Cancer causes & control: CCC 22(8): 1121- 1131.

24. Sutcliffe Yegnasubramanian, S., J. Kowalski, M. L. Gonzalgo, M. Zahurak, S. Piantadosi, P. C. Walsh, G. S. Bova, A. M. De Marzo, W. B. Isaacs e W. G. Nelson (2004). "Hipermetilação das ilhas CpG no cancro da próstata humano primário e metastático". Cancer Res 64(6): 1975-1986.

25. Stark, J. R., G. Judson, J. F. Alderete, V. Mundodi, A. S. Kucknoor, E. L. Giovannucci, E. A. Platz, S. Sutcliffe, K. Fall, T. Kurth, J. Ma, M. J. Stampfer e L. A. Mucci (2009). "Estudo prospetivo da infeção por Trichomonas vaginalis e da incidência e mortalidade do cancro da próstata: Physicians 'Health Study". Journal of the National Cancer Institute 101(20): 1406-1411.

26. Cheng, I., J. S. Witte, S. J. Jacobsen, R. Haque, V. P. Quinn, C. P. Quesenberry, B. J. Caan e S. K. Van Den Eeden (2010). "Prostatite, doenças sexualmente transmissíveis e cancro da próstata: o California Men's Health Study". PLoS One 5(1): e8736.

27. Leitzmann, M. F., E. A. Platz, M. J. Stampfer, W. C. Willett e E. Giovannucci (2004). "Frequência da ejaculação e risco subsequente de cancro da próstata". Jama 291(13): 1578-1586 .

28. Murata, M., M. Watanabe, M. Yamanaka, Y. Kubota, H. Ito, M. Nagao, T. Katoh, T. Kamataki, J. Kawamura, R. Yatani e T. Shiraishi (2001). "Polimorfismos genéticos no citocromo P450 (CYP) 1A1, CYP1A2, CYP2E1, glutationa S-transferase (GST) M1 e GSTT1 e suscetibilidade ao cancro da próstata na população japonesa." Cancer Lett 165(2): 171-177.

29. Murata, T., K. Takayama, T. Urano, T. Fujimura, D. Ashikari, D. Obinata, K. Horie-Inoue, S. Takahashi, Y. Ouchi, Y. Homma e S. Inoue (2012). "14-3-3, um novo gene responsivo a andrógenos, é regulado positivamente no câncer de próstata e promove a proliferação e sobrevivência de células do câncer de próstata". Clinical cancer research: an official journal of the American Association for Cancer Research 18: 5617-5627.

30. Hirata H, Hinoda Y, Tanaka Y, Okayama N, Suehiro Y, Kawa- moto K, Kikuno N, Majid S, Vejdani K, Dahiya R (2007) Poly- morphisms of DNA repair genes are risk factors for prostate cancer. Eur J Cancer (Oxford, Inglaterra 1990) 43(2):231-237. https://doi.org/10.1016/j.ejca.2006.11.005

31. Nakagawa, H., S. Akamatsu e R. Takata (2016). "[Estudo de associação de todo o genoma (GWAS) e risco genético de cancro da próstata]." Nihon rinsho. Revista japonesa de medicina clínica 74(1): 34-39.

32. Benafif Naylor, S. L. (2007). "SNPs associados ao risco e ao prognóstico do cancro da próstata". Front Biosci 12: 4111-4131.

33. Collin, S. M., C. Metcalfe, L. Zuccolo, S. J. Lewis, L. Chen, A. Cox, M. Davis, J. A. Lane, J. Donovan, G. D. Smith, D. E. Neal, F. C. Hamdy, J. Gudmundsson, P. Sulem, T. Rafnar, K. R. Benediktsdottir, R. A. Eeles, M. Guy, Z. Kote-Jarai, J. Morrison, A.

34. Choi, J. Y., M. L. Neuhouser, M. J. Barnett, C. C. Hong, A. R. Kristal, M. D. Thornquist, I. B. King, G. E. Goodman e C. B. Ambrosone (2008). "Ingestão de ferro, genes relacionados com o stress oxidativo (MnSOD e MPO) e risco de cancro da próstata na coorte CARET". Carcinogenesis 29(5): 964-970.

35. Rybicki, B. A., D. V. Conti, A. Moreira, M. Cicek, G. Casey e J. S. Witte (2004). "Polimorfismos do gene de reparação do ADN XRCC1 e XPD e risco de cancro da próstata". Cancer Epidemiol Biomarkers Prev 13(1): 23-29.

36. Hirata H, Hinoda Y, Tanaka Y, Okayama N, Suehiro Y, Kawa- moto K, Kikuno N, Majid S, Vejdani K, Dahiya R (2007) Poly- morphisms of DNA repair genes are risk factors for prostate cancer. Eur J Cancer (Oxford, Inglaterra 1990) 43(2):231-237. https://doi.org/10.1016/j.ejca.2006.11.005

37. Schoenborn, J. R., P. Nelson e M. Fang (2013). "O perfil genômico define subtipos de câncer de próstata com potencial para estratificação terapêutica". Clin Cancer Res 19(15): 4058-4066.

38. Shindo, T., H. Kurihara, K. Kuno, H. Yokoyama, T. Wada, Y. Kurihara, T. Imai, Y. Wang, M. Ogata, H. Nishimatsu, N. Moriyama, Y. Oh-hashi, H. Morita, T. Ishikawa, R. Nagai, Y. Yazaki e K. Matsushima (2000). "ADAMTS-1: a metalloproteinase- disintegrin essential for normal growth, fertility, and organ morphology and function." J Clin Invest 105(10): 1345-1352.

39. Shindo, T., H. Kurihara, K. Kuno, H. Yokoyama, T. Wada, Y. Kurihara, T. Imai, Y. Wang, M. Ogata, H. Nishimatsu, N. Moriyama, Y. Oh-hashi, H. Morita, T.

Ishikawa, R. Nagai, Y. Yazaki e K. Matsushima (2000). "ADAMTS-1: a metalloproteinase- disintegrin essential for normal growth, fertility, and organ morphology and function." J Clin Invest 105(10): 1345-1352.

40. Gustavsson, H., W. Wang, K. Jennbacken, K. Welen e J. E. Damber (2009). "ADAMTS1, um fator anti-angiogénico putativo, está diminuído no cancro da próstata humano". BJU Int 104(11): 1786-1790.

41. Obsil, T. e V. Obsilova (2008). "Relações estrutura/função subjacentes à regulação dos factores de transcrição FOXO". Oncogene 27(16): 2263-2275.

42. Huang, F., X. Li, Q. Du e X. Zhang (2018). "[Expressão do fator de transcrição forkhead O4 no câncer de próstata e seu efeito na invasão de células do câncer de próstata]." Zhong Nan Da Xue Xue Bao Yi Xue Ban 43(11): 1194-1201.

43. Zennami, K., S. M. Choi, R. Liao, Y. Li, W. Dinalankara, L. Marchionni, F. H. Rafiqi, A. Kurozumi, K. Hatano e S. E. Lupold (2019). "PDCD4 é um supressor de tumor reprimido por andrógeno que regula o crescimento do câncer de próstata e a resistência à castração". Mol Cancer Res 17(2): 618-627.

44. Heard, E. e R. A. Martienssen (2014). "Herança epigenética transgeracional: mitos e mecanismos". Cell 157(1): 95-109.

45. Kyburz, D., E. Karouzakis e C. Ospelt (2014). "Mudanças epigenéticas: o elo perdido". Best Pract Res Clin Rheumatol 28(4): 577-587.

46. Moore, L. D., T. Le e G. Fan (2013). "Metilação do DNA e sua função básica." Neuropsychopharmacology 38 (1): 23-38.

47. Jin, B., Y. Li e K. D. Robertson (2011). "Metilação do ADN: superior ou subordinada na hierarquia epigenética?" Genes Cancer 2(6): 607-617.

48. Graff, J. R., J. G. Herman, R. G. Lapidus, H. Chopra, R. Xu, D. F. Jarrard, W. B. Isaacs, P. M. Pitha, N. E. Davidson e S. B. Baylin (1995). "A expressão de E-caderina é silenciada por hipermetilação de DNA em carcinomas de mama e próstata humanos". Cancer Res 55(22): 5195-5199.

49. Cairns, P., M. Esteller, J. G. Herman, M. Schoenberg, C. Jeronimo, M. Sanchez-Cespedes, N. H. Chow, M. Grasso, L. Wu, W. B. Westra e D. Sidransky (2001). "Deteção molecular do cancro da próstata na urina por hipermetilação de GSTP1". Clin Cancer Res 7(9): 2727-2730.

50. Yan, H., S. Wang, H. Yu, J. Zhu e C. Chen (2013). "Vias moleculares e análise funcional da expressão de miRNA associada à apoptose induzida por paclitaxel em células de carcinoma hepatocelular". Farmacologia 92(3-4): 167-174.

51. Zhao, F., E. Olkhov-Mitsel, S. Kamdar, R. Jeyapala, J. Garcia, R. Hurst, M. Y. Hanna, R. Mills, A. V. Tuzova, E. O'Reilly, S. Kelly, C. Cooper, D. Brewer, A. S. Perry J. Clark, N. Fleshner e B. Bapat (2018). "Um ensaio de metilação de DNA baseado na urina, ProCUrE, para identificar câncer de próstata clinicamente significativo." <u>Clin Epigenetics</u> **10** (1): 147. Abbas, A. e S. Gupta (2008). "O papel das histonas desacetilases no cancro da próstata". <u>Epigenetics</u> 3(6): 300-309.

52. Collin Ngollo, M., A. Dagdemir, S. Karsli-Ceppioglu, G. Judes, A. Pajon, F. Penault-Llorca, J. P. Boiteux, Y. J. Bignon, L. Guy e D. J. Bernard-Gallon (2014). "Modificações epigenéticas no câncer de próstata". <u>Epigenómica</u> 6(4): 415-426.

53. Kyburz, D., E. Karouzakis e C. Ospelt (2014). "Mudanças epigenéticas: o elo perdido". <u>Best Pract Res Clin Rheumatol</u> 28(4): 577-587.

54. Chou, C. H., S. Shrestha, C. D. Yang, N. W. Chang, Y. L. Lin, K. W. Liao, W. C. Huang, T. H. Sun, S. J. Tu, W. H. Lee, M. Y. Chiew, C. S. Tai, T. Y. Wei, T. R. Tsai, H. T. Huang, C. Y. Wang, H. Y. Wu, S. Y. Ho, P. R. Chen, C. H. Chuang, P. J. Hsieh, Y. S. Wu, W. L. Chen, M. J. Li, Y. C. Wu, X. Y. Huang, F. L. Ng, W. Buddhakosai, P. C. Huang, K. C. Lan, C. Y. Huang, S. L. Weng, Y. N. Cheng, C. Liang, W. L. Hsu e H. D. Huang (2018). "Atualização do miRTarBase 2018: um recurso para interações microRNA-alvo validadas experimentalmente." Nucleic Acids Res 46(D1): D296-d302.

55. Bartels, C. L. e G. J. Tsongalis (2009). "MicroRNAs: novos biomarcadores para o cancro humano". <u>Clin Chem</u> 55(4): 623-631.

56. Lai, E. C. (2002). "Os micro RNAs são complementares aos motivos de sequência 3' UTR que medeiam a regulação pós-transcricional negativa". <u>Nat Genet</u> 30(4): 363-364.

57. Mohr, A. M. e J. L. Mott (2015). "Visão geral da biologia do microRNA". <u>Semin Liver Dis</u> 35(01): 003-011.

58. Morgan, C. P. e T. L. Bale (2012). "Diferenças sexuais na regulação do microRNA da expressão gênica: sem fumaça, apenas miRs." <u>Biologia das diferenças sexuais</u> **3** (1): 22.

59. Iorio, M. V. e C. M. Croce (2012). "Envolvimento do microRNA no cancro humano". <u>Carcinogénese</u> 33(6): 1126-1133.

60. Vanacore, D., M. Boccellino, S. Rossetti, C. Cavaliere, C. D'Aniello, R. Di Franco, F. J. Romano, M. Montanari, E. La Mantia, R. Piscitelli, F. Nocerino, F. Cappuccio, G. Grimaldi, A. Izzo, L. Castaldo, M. F. Pepe, M. G. Malzone, G.

Iovane, G. Ametrano, P. Stiuso, L. Quagliuolo, D. Barberio, S. Perdona, P. Muto, M. Montella, P. Maiolino, B. M. Veneziani, G. Botti, M. Caraglia e G. Facchini (2017). "Micrornas no cancro da próstata: uma visão geral". Oncotarget 8(30): 50240-50251.

61. Srikok, S., P. Chuammitri e Cmvj (2016). "MicroRNAs como um potencial biomarcador na mastite bovina". Chiang Mai Veterinary Journal 14: 1-12.

62. Wu, X. e J. Gu (2016). "Hereditariedade do câncer de próstata: um conto de variantes raras e polimorfismos de nucleotídeo único comuns". <u>Ann Transl Med</u> **4**(10): 206.

63. Benafif, S., Z. Kote-Jarai, R. A. Eeles e P. Consortium (2018). "Uma revisão dos estudos de associação de todo o genoma do câncer de próstata (GWAS)." <u>Epidemiologia, biomarcadores e prevenção do cancro: uma publicação da Associação Americana para a Investigação do Cancro, co-patrocinada pela Sociedade Americana de Oncologia Preventiva</u> 27(8): 845- 857.

64. Cybulski, C. (2007). "Aspectos seleccionados da suscetibilidade hereditária ao cancro da próstata e tumores de diferentes locais de origem". <u>Hered Cancer Clin Pract</u> **5**(3): 164-179.

65. Mao, G. E., V. E. Reuter, C. Cordon-Cardo, G. Dalbagni, H. I. Scher, J. B. DeKernion, Z. F. Zhang e J. Rao (2004). "A diminuição da expressão da proteína do recetor alfa do retinoide X nas células basais ocorre no estágio inicial do desenvolvimento do câncer de próstata humano". <u>Cancer Epidemiol Biomarkers Prev</u> **13**(3): 383-390.

66. Higuchi, T., M. Nakamura, K. Shimada, E. Ishida, K. Hirao e N. Konishi (2008). "Inativação de HRK associada à metilação do promotor e LOH no cancro da próstata." <u>Prostate</u> **68**(1): 105-113.

67. Hu, X. Y., Y. M. Xu, X. C. Chen, H. Ping, Z. H. Chen e F. Q. Zeng (2006). "Análise imunohistoquímica da expressão de Omi/HtrA2 no cancro da próstata e na hiperplasia benigna da próstata". <u>Apmis</u> **114**(12): 893-898.

68. Higuchi, T., M. Nakamura, K. Shimada, E. Ishida, K. Hirao e N. Konishi (2008). "Inativação de HRK associada à metilação do promotor e LOH no cancro da próstata." Prostate 68(1): 105-113.

69. Dhillon, P. K., M. Barry, M. J. Stampfer, S. Perner, M. Fiorentino, A. Fornari, J. Ma, J. Fleet, T. Kurth, M. A. Rubin e L. A. Mucci (2009). "Expressão citoplasmática aberrante de p63 e mortalidade por cancro da próstata". Cancer

epidemiology, biomarkers & prevention: a publication of the American Association for Cancer Research, cosponsored by the American Society of Preventive Oncology 18(2): 595-600.

70. Wong, A. K., Y. Chen, L. Lian, P. C. Ha, K. Petersen, K. Laity, A. Carillo, M. Emerson, K. Heichman, J. Gupte, S. V. Tavtigian e D. H. Teng (1999). "Estrutura genómica, localização cromossómica e análise de mutações do gene CDC14A humano". Genomics 59(2): 248-251.

71. Chakravarthi, B. V., Goswami, M. T., Pathi, S. S., Robinson, A. D., Cieślik, M., Chandrashekar, D. S., . . . Varambally, S. (2016). O modulador transcricional regulado por MicroRNA-101 SUB1 desempenha um papel no câncer de próstata. Oncogene, 35(49), 6330-6340. doi:10.1038/onc.2016.164

72. Farfán, N., Ocarez, N., Castellón, E. A., Mejía, N., de Herreros, A. G., & Contreras, H. R. (2018). O fator transcricional ZEB1 reprime a expressão de Syndecan 1 no câncer de próstata. Sci Rep, 8 (1), 11467. doi: 10.1038 / s41598-018-29829-1

73. Graham, T. R., Zhau, H. E., Odero-Marah, V. A., Osunkoya, A. O., Kimbro, K. S., Tighiouart, M.,. O'Regan, R. M. (2008). A regulação positiva de ZEB1 dependente do fator de crescimento semelhante à insulina-I conduz à transição epitelial-mesenquimal em células cancerígenas da próstata humana. Cancer Res, 68(7), 2479-2488. doi:10.1158/0008-5472.can-07-2559

74. Haflidadóttir, B. S., Larne, O., Martin, M., Persson, M., Edsjö, A., Bjartell, A., & Ceder, Y. (2013). A regulação positiva do miR-96 aumenta a proliferação celular de células de cancro da próstata através de FOXO1. PLoS One, 8(8), e72400. doi:10.1371/journal.pone.0072400

75. Lin, Y., Chen, F., Shen, L., Tang, X., Du, C., Sun, Z., ... Shen, B. (2018). MicroRNAs biomarcadores para metástase de câncer de próstata: rastreados com um modelo de análise de vulnerabilidade de rede. Jornal de Medicina Translacional, 16 (1), 134. doi: 10.1186 / s12967-018-1506-7

76. Lu, J., Fei, F., Wu, C., Mei, J., Xu, J., & Lu, P. (2022). ZEB1: Catalisador do escape imunológico durante a metástase do tumor. Biomedicina e Farmacoterapia, 153, 113490. doi:https://doi.org/10.1016/j.biopha.2022.113490

77. Madany, M., Thomas, T., & Edwards, L. A. (2018). O curioso caso de ZEB1. Descobertas (Craiova), 6 (4), e86. doi: 10.15190 / d.2018.7

78. Orellana-Serradell, O., Herrera, D., Castellon, E. A., & Contreras, H. R. (2018). O fator de transcrição ZEB1 promove um fenótipo agressivo em linhas celulares de

câncer de próstata. Asian J Androl, 20(3), 294-299. doi:10.4103/aja.aja_61_17

79. Perez-Oquendo, M., & Gibbons, D. L. (2022). Regulação da função ZEB1 e associações moleculares na progressão do tumor e metástase. Cancros (Basileia), 14(8). doi:10.3390/cancros14081864

80. Rane, J. K., Scaravilli, M., Ylipää, A., Pellacani, D., Mann, V. M., Simms, M. S., . . Maitland, N. J. (2015). Perfil de expressão de microRNA de células estaminais primárias do cancro da próstata como fonte de biomarcadores e alvos terapêuticos. Eur Urol, 67(1), 7-10. doi:10.1016/j.eururo.2014.09.005

81. Ribatti, D., Tamma, R., & Annese, T. (2020). Transição epitelial-mesenquimal no câncer: uma visão geral histórica. Translational Oncology, 13(6), 100773. doi:https://doi.org/10.1016/j.tranon.2020.100773

82. Roche, J. (2018). A transição epitelial para mesenquimal no câncer. Cancros (Basileia), 10(2). doi:10.3390/cancros10020052

83. Saffari, M., Ghaderian, S. M. H., Omrani, M. D., Afsharpad, M., Shankaie, K., & Samadaian, N. (2019). A associação de miR-let 7b e miR-548 com PTEN no câncer de próstata. Urol J, 16(3), 267-273. doi:10.22037/uj.v0i0.4564

84. Sharma, P. C., & Gupta, A. (2020). MicroRNAs: potenciais biomarcadores para o diagnóstico e prognóstico de diferentes tipos de cancro. Investigação Translacional sobre o Cancro, 9(9), 5798-5818.

85. Shi, Y., Qiu, M., Wu, Y., & Hai, L. (2015). MiR-548-3p funciona como um regulador anti-oncogênico no câncer de mama. Biomed Pharmacother, 75, 111-116. doi: 10.1016 / j.biopha.2015.07.027

86. Varambally, S., Cao, Q., Mani, R. S., Shankar, S., Wang, X., Ateeq, B., . Chinnaiyan, A. M. (2008). A perda genómica do microRNA-101 conduz à sobreexpressão da histona metiltransferase EZH2 no cancro. Science, 322(5908), 1695-1699. doi:10.1126/science.1165395

87. Wang, C., Lu, S., Jiang, J., Jia, X., Dong, X., & Bu, P. (2014). Hsa-microRNA-101 suprime a migração e a invasão visando Rac1 em células de câncer de tireoide. Oncol Lett, 8(4), 1815-1821. doi:10.3892/ol.2014.2361

88. Wang, C. Z., Deng, F., Li, H., Wang, D. D., Zhang, W., Ding, L., & Tang, J. H. (2018). MiR-101: um potencial alvo terapêutico de cânceres. Am J Transl Res, 10(11), 3310-3321.

89. Wang, H., Ma, N., Li, W., & Wang, Z. (2020). MicroRNA-96-5p promove a

proliferação, invasão e EMT de células de carcinoma oral, visando diretamente FOXF2. Biol Open, 9(3). doi:10.1242/bio.049478

90. Yang, C., Li, Q., Chen, X., Zhang, Z., Mou, Z., Ye, F., . Jiang, H. (2020). O RNA circular circRGNEF promove a progressão do câncer de bexiga via regulação do eixo miR-548 / KIF2C. Envelhecimento (Albany NY), 12(8), 6865-6879. doi:10.18632/aging.103047

91. Zhang, Y., Xu, L., Li, A., & Han, X. (2019). Os papéis do ZEB1 na progressão tumorigênica e modificações epigenéticas. Biomedicina e Farmacoterapia, 110, 400-408. doi: https://doi.org/10.1016/j.biopha.2018.11.112

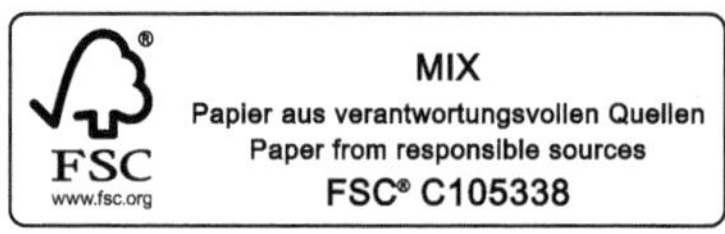

Printed by Books on Demand GmbH, Norderstedt / Germany